U0278504

喜乐瑜伽

源淼 著

源淼 传授
喜乐智慧团队 汇编
慧明、慧慈 示范

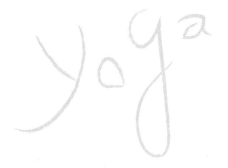

华夏出版社
HUAXIA PUBLISHING HOUSE

图书在版编目（CIP）数据

喜乐瑜伽 / 源淼著 . -- 2 版 . -- 北京：华夏出版社有限公司 , 2022.8
ISBN 978-7-5222-0113-9

Ⅰ . ①喜… Ⅱ . ①源… Ⅲ . ①瑜伽－基本知识 Ⅳ . ① R793.51

中国版本图书馆 CIP 数据核字 (2022) 第 059145 号

喜乐瑜伽

作　　者	源　淼	
责任编辑	陈　迪	
出版发行	华夏出版社有限公司	
经　　销	新华书店	
印　　刷	北京汇林印务有限公司	
装　　订	北京汇林印务有限公司	
版　　次	2022 年 8 月北京第 2 版	2022 年 8 月北京第 1 次印刷
开　　本	880×1230　1/32 开	
印　　张	6.5	
字　　数	80 千字	
定　　价	69.00 元	

华夏出版社有限公司
网址 :www.hxph.com.cn 地址：北京市东直门外香河园北里 4 号 邮编：100028
若发现本版图书有印装质量问题，请与我社营销中心联系调换。电话：（010）
64663331（转）

如果喜乐智慧也有大"功德"，愿以此功德回向给那些仍在苦闷中的路人，并感恩所有通过切身经验而成就喜乐瑜伽的朋友和亲人们。是你们打开心，张开了臂膀，允许并接受喜乐能量的疗愈和祝福。你们才是喜乐瑜伽智慧的传播者！

本书所有收益都将毫无保留地反馈给那些最需要的地方和人们。

——源森

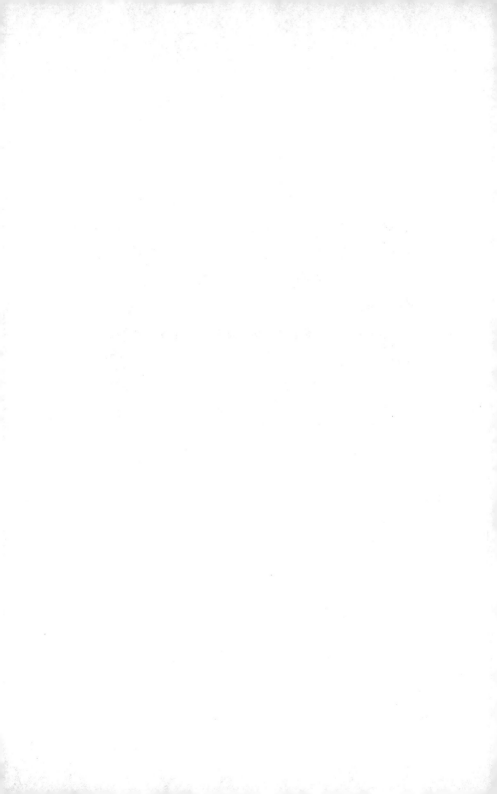

目　录
Contents

第二章　凤凰传承·喜乐智慧之"无相参悟"

序 I

让你体验健康、智慧与喜乐的瑜伽

张德芬/文

源淼老师的《喜乐瑜伽》要出版成书了，这真是一个好消息。瑜伽本来就是健身和提升灵性的最佳途径，而源淼老师传授的"喜乐瑜伽"更是加上了"喜乐"的元素，让人修习了之后，不但可以强身、回春，更可以体会到"喜乐"。

认识源淼老师的人都知道她是一个不折不扣的老"玩"童（其实她一点儿也不老啦，说老只是尊称！），她的生活就是以玩乐为主，工作就是玩乐，服务别人的时候也在玩乐，遇到挑战的时候更是在玩乐。人生以喜乐为目的，应该就是源淼老师的座右铭。

真心盼望本书能帮助更多迷失的灵魂回到喜乐的海岸，体验到真正的健康与智慧，而喜乐更是练习喜乐瑜伽之后不可或缺的副产品。

序 II

活活泼泼回归自然

释近仁/文

只要一提到源淼老师，我真是无言可表，无语可说，想说又无从说起，突然脑中想到她的助理呆呆几年前说的话："和老师在一起，需要达到无我状态，才能和她的空性交流。"她又说："我在老师身边两三年后，才真正知道老师所传授的'法无定法'之'空行'密法。"听起来，呆呆深有所感，无法掩饰她置身在法船上的安宁和喜悦。

因这个缘，我忆起一句古话：知我者谓我心忧，不知我者谓我何求。源淼老师舍弃了世间的名利，放下了丰盛富足，离开了幸福温馨的家，远离了心爱的亲人，只身一人到了西方。她用种种的善巧方便，随顺一切因缘，不急不缓，应机开示，阐述宇宙人生实相的奥秘；令众生睁开慧眼，认知本我，认识法界的自然规律；唤醒沉睡中的一切众生，从有限的小我，扩展成无限本尊的大慈大爱。

源淼老师善于用她从空性中流露出来的独特梵音和喜乐瑜伽做媒介、当桥梁，使我们众生从三维空间当下摄受、升华，与多维空间的大能相应、相融。这真是不可思议且极其稀有的密法。

源淼老师的存在，本身就是有血有肉的慈悲和智慧的具体展现。她应机施教，善于引导、启发大家，让自己清晰明亮的光明心当家做主，鼓励行人要勇敢地打破一些障碍自性不如法的条条框框，帮助迷茫的行人解除种种概念、观念的束缚；通过种种现象明示诱导大家要超脱语言文字，会其义，合其光；显发自性光明，活活泼泼回归自然，融入宇宙，与法界同呼吸、共起舞。

那么源淼老师究竟在做什么呢？

她用心良苦，在乘风破浪以完成她帮助众生转凡成贤、成圣的使命，希望人人离苦得乐！

是否如此，可在她平素的言谈话语、书籍以及喜乐瑜伽的习练过程中去体会。

祝福慧双圆，永恒安乐。

序Ⅲ

中医师论喜乐瑜伽

赵国辉/文

我是美国加州的一名注册中医师，在硅谷开了一家中医诊所。近几年来，这个地区有越来越多的人在练喜乐瑜伽，其中有几个是我的朋友。练习了喜乐瑜伽之后，他们都感到在身心健康方面有显著的改善。高兴之余，他们想做一个"明白人"，于是找到我，让我从中医的角度来解读一下喜乐瑜伽对人体精、气、神调养的益处。

盛情难却，再加上自己一贯的"好奇心"，我仔细观摩了喜乐瑜伽的教学视频，以及几个朋友的现场示范，发现喜乐瑜伽的确是一套内外兼修的方法，值得大力推广。

从中医的角度来讲，喜乐瑜伽类似于中国古老的"导引术"。

"导引术"包括三个部分：调身、调心和调息。这三个部分既相互独立，又相互配合，呈现出一致性。

调身是通过肢体运动来舒筋活络，让气血周流通畅。调心是意识的纯化和训练。通过调心，排除纷扰杂念，使元气凝聚，让心念集中，防止气血涣散。调息就是锻炼呼吸，即调呼吸之气。使吸进来的气与内在脏腑功能结合起来，让气血的升降开合贯穿起来。调身、调心和调息三者结合，就能渐渐进入身心相依、天人合一的状态。

喜乐瑜伽的每一部功法都不离调身、调心和调息。在此谨以第一部功法"天地之间"为例简要说明。

观想中贯穿调心、调息

调心是为了入静，即凝神、存神。但入静之后，很难停留在什么都不想的状态，因此要用正能量、正思维做导引，以提高心理、生理的免疫功能。这一部功法的主要观想是："自己坐在天地之间，犹如胎儿坐在母亲的腹中，宇宙母亲的能量滋养着我们。观想从宇宙的最高处有一束神圣的光，祥和轻柔地向下降落、降落……降落到我们的头顶……宇宙中的大能之光从顶轮、眉间轮、喉轮、心轮、脐轮、密轮、海底轮，轻柔地弥漫、贯通、弥漫、贯通、弥漫、贯通……弥漫于我们的全部身心，弥漫于每一个角落……这时，我们会有一种通体舒泰或者是轻微的触电般的感觉。身心一片光明，没有晦暗，没有忧虑……"通过这样的观想，止住我们习惯性的胡思乱想，将心念集中在呼吸和宇宙高能量上，自然而然使呼吸变得匀细绵长，脉象和缓有力，同时使身心接受祥和、光明能量的洗礼。

身印、手印、体位舒展经脉、调畅气血

1. 双臂伸展，向上结手印，迎请能量至心轮的体位中，上肢的六条经脉——手三阳、手三阴——得到疏通。

2. 双手结手印放在身后，上身前弯，将后背部的阳经拉伸，使气血通畅。

3. 双手手心按摩双脚脚心，使手足经脉相互融合、贯穿，到达心肾相交之态，具有水火相济、气血相合之功效；同时叩齿，则强肾醒脑、通达诸阳经脉。

4. 最后的踢腿甩手动作是一种全面的放松，让经脉更加疏散，使气血通畅，到达四肢末端。

更可贵的是，在喜乐瑜伽的每一部功法中还体现了中医阴阳平衡的道理：在紧张之后必有松弛，阳刚中不离阴柔。而且，整套方法呈现出一气呵成、前后贯通的大气势、大手笔。

基于我三十多年的中医经验和对喜乐瑜伽的粗浅认识，我认为喜乐瑜伽为现代生活中忙忙碌碌的男女老少提供了一套简单易行、功效显著的健身、调心的方法。大家何不一试？当然，没有任何一套方法是适合每一个人的。在此特别提醒，如果您有心、脑、血管及运动损伤等疾病，请先咨询医生。

序IV

童子问瑜伽

源淼/文

这些年，我在不同的国家和地区开设了喜乐智慧工作坊，听过各式各样、五花八门的问与答，绝大部分是关于"成年人"的迷惑和困扰。然而，2012年秋天在新加坡的工作坊中，一位12岁的天真童子的问题竟让我流下了眼泪，每每想起，都会被感动。他的问题诸如："人们为什么会害怕？害怕是从哪儿来的？练瑜伽可以帮助找到原因吗？可以帮助人们不害怕吗？""人为什么会有业力？没有业力的人是不是每天都高兴喜乐？""当我学完所有的功课，长大成人以后，是不是也和许多大人一样不会高兴了？因为我看到很多大人都不高兴。练瑜伽可以使大人、小孩都高兴吗？"……

直到我到达机场要离开新加坡了，还接到童子的电话，追问："为什么瑜伽中有双盘和单盘？有什么不同的作用吗？……"

这些问题之所以使我流泪，是因为我感受到了这样一个孩子心中的"慈悲关切"，不仅对自己，还有对"成人"社会的关注！

　　我想，这个世界上一定有许多乘愿而来的童子在用他们天真纯净的眼睛关注着生命，也有许多长大后的"成人"童子在经历生活之后，已经失去了平静喜乐的天然能力。这本书将连同"喜乐瑜伽"，以及不同类型的学员的心得分享一并呈现给你，希望人人平安、吉祥喜乐！

第一篇

喜乐瑜伽

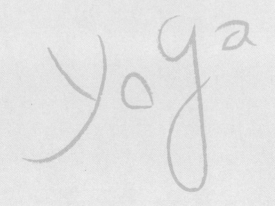

关于瑜伽

◎ 瑜伽是什么?

婴儿从母腹中分离出来,开始认识事物,渐渐地通过下地走路与大地有了连接,再通过小虫、小鸟、蓝天、白云以及春夏秋冬与大自然有了连接。在种种连接中,如果他对某人、某事、某种理念有特殊的兴趣和感觉,就会从连接发展到相应、相融,组合为一体……人生种种不同的连接、相应、组合的行为,用一句梵文来概括,就是Yoga——瑜伽。"瑜伽"的意思是连接相应组合,很简单!

人类在不断的连接和组合中活动,但同时又持续不断地从组合中分离出来,然后去做新的连接,再分离。这样反反复复的过程使人疲惫不堪、身心失调、远离快乐、没有安全感,因此,躁郁症及各式各样的身心疾病便乘虚而入。

那么,除了以生存为目的的"瑜伽",有没有另外一种"连接""组合""合一"可以平衡、制约痛苦,可以疗愈,可以让人多一些平静喜悦,既不妨碍做事,又能保持身心平安呢?

有,那就是几千年以前喜马拉雅山古圣先贤教导的瑜伽智慧。

◎ 瑜伽智慧是宗教吗?

最早的瑜伽经典是《薄伽梵歌》,距今已经有数千年的历史了。那时,世上尚没有任何宗教。《薄伽梵歌》主要教导人们如何与宇宙至上的意识连接和组合,这与道家的"天人合一"、佛家的净土、基督教的天国是相通的。所以有人说,瑜伽智慧是一切宗教的源头和终点。宗教之间也要相互尊重,相互连接和组合,这样世界才会和平。另外,很多宗教法门中的修持方法,如"打坐",仅是古瑜伽中的一个体位、一种方法而已;而"阿弥陀佛"法门,在古瑜伽中被称为"梵咒瑜伽",是其中一个门派。

宗教研究教义,瑜伽智慧研究心。因此,瑜伽智慧不是宗教,而是宇宙意识,是高频率的正能量。

◎ 瑜伽智慧对人的主要好处

1. 清理身心灵中的负面能量、偏知偏见。

2. 提升连接组合的频率振动,提升心理和生理的免疫力。

3. 了解并接受宇宙高能量、人间正能量,并智慧地连接和组合,使身心健康喜乐。

◎ 瑜伽的种类

1. 健身房瑜伽——侧重体能训练，对肌肉和筋骨有帮助。

2. 宗教式瑜伽——苦行戒律，对意志和虔诚心有帮助。

3. 身心灵瑜伽——自在随缘，对细胞和深层次情感创伤有修复功能，平衡阴阳机制，减缓衰老，同时对肌肉、筋骨及意志和虔诚心都有极大的帮助。

◎ 怎样理解凤凰传承

凤凰浴火重生之后，"自歌自舞，见则天下太平"。作为"喜乐瑜伽"的传承人，我曾经历过生命的"粉碎"，而后在绝望中重生，在瑜伽净观中得见宇宙凤凰真容，后经师父们的点化，将凤凰祥瑞的能量融入喜乐瑜伽，帮助人们勇敢地面对并超越生活中的挑战，使生命之花如凤凰般美丽绚烂。

喜乐瑜伽在不同的国度和区域传播了二十多年，被公认为身心灵全能量关怀瑜伽，它既没有健身房瑜伽的高难度挑战，也没有宗教瑜伽的严肃凝重，是活泼单纯的瑜伽套路。

◎ 为什么叫"喜乐"瑜伽

瑜伽博大精深，但总的来说分为两大部分：一部分叫"有相瑜伽"，另一部分叫"无相瑜伽"。有相瑜伽是通过外相的活动，包括肢体行动及观想形式，去与宇宙连接；而无相瑜伽则是完全的"内功",包括意识、意志及情绪的控制,包括内在精神世界对衣食住行等各方面的关照和觉察。"喜乐"的缘起是基于很多感到苦闷、身心灵疲惫的人,他们如同流浪的孩子,在师父的点化下,纷纷找到了自己的喜乐,因此命名为"喜乐"。

喜乐瑜伽的体位法叫"瑜伽术",属于有相部分,无相部分体现在内在观想及意识的净化、提升中,包括九部功法的名称都具有提升能量、开发智能的功能,因此,我们许多工作坊的名称都叫"喜乐智慧"。

喜乐智慧提倡单纯的头脑、空灵的心和聪明的身体。很多现代人因用脑过度,身体反倒变得不够聪明,喜乐瑜伽九部功法可以起到帮助的作用。

◎ 喜乐瑜伽的六大"配方"

"配方"一词常见于中医中药。我们知道,一个有经验的中医能用少量的草药调制成治病良方。中国民间有一句话叫:"治病的药不贵。"

喜乐瑜伽的配方特点是简单易学,没有多余的"花哨"动作,但是有其内在聪明的系统和爱心程序,分别调理人体的气脉和交感神经、副交感神经,以及内分泌、五脏等,从粗糙层面到细微层面都顾及了,是一种体贴的养生、养心方法。从第一部到第八部就是遵循着这样的原则,而第九部"回归自然"则是拙火瑜伽部分，有更深的意义和更大的作用。

"体乃载智之舟、育德之舍。"意思是假如帮助一个落水的人，要先拽住衣服才能把人拖上岸……把人比喻为灵魂，把衣服比喻为肢体，喜乐瑜伽通过对肢体的健康关怀而释放灵性；反过来，灵性的提升有助于身体的平安，物质和精神相互作用、相互转化，这就是喜乐瑜伽的特质。

现代社会有许多瑜伽老师，其中有一些是智商很高并注重灵性修持的人。但是也有相当多的人把瑜伽与其他体能训练混合在一起，因此我们经常会看到练就一身"健美"肌肉的瑜伽老师，他们能做出各种高难度、类似于柔术和自由体操式的优美动作，看得人眼花缭乱。

我在哲学中心讲课时，曾有不少西方学生问我："喜乐瑜伽和我们常见的瑜伽有什么不同？"我回答："西方很多瑜伽老师只是把一个漂亮的花瓶给了学生，里面却没有鲜花。喜乐瑜伽不仅有漂亮的花瓶，里面还有鲜花。"这个回答竟使得在场的观众鼓起掌来，说明许多人真正了解了"瑜伽"的天职和使命。

喜乐瑜伽的六大配方

1. 呼吸

呼吸是生命的律动，更是灵性生命的需要，一呼一吸之间要求贯通中脉和七轮（顶轮、眉间轮、喉轮、心轮、脐轮、密轮和海底轮）。

一般呼吸：鼻进鼻出，吸进时，氧气大多留在肺部；呼出时，氧气往头部走，呼吸短浅。

喜乐瑜伽呼吸：鼻进口出，吸进时，腹部凸出，氧气留在横膈膜处，屏息时聚集氧气（能量）；呼气时，腹部凹进，氧气输送到全身，亦不同于一般的丹田呼吸。

2. 观想

观想是一种意念、念力（念的力量最强——心想事成；念的速度最快——心想即到）。它是精神作用于物质的过程，具备空性的品质。它结合有形与无形、物质与精神、阴阳两极的对立，却又相依相合。

呼吸时的观想

吸气：观想吸进宇宙的光明和能量。

光明即是正面、积极、清澈、透明，没有杂质污染（烦恼、痛苦、紧张、压力、担忧和恐惧等）。

能量是非常细微的物质，非肉眼能见（一切物质只是能量的不同排列组合而已）。

吸气时从顶轮一直到海底轮，把宇宙中至真、至善、至乐的能量吸入身心，使之充满每一个角落、每一个细胞。

呼气：把自己的种种负面、晦暗、不愉快的情绪及身体的不适，由全身每一个毛孔排出去。

身体是非常精细的化学工厂，不但被我们的饮食、外在的环境（空气、水等）影响，同时也被自己的情绪影响。

经常"紧张"的人，通常"胃"不好；

经常"恐惧"的人，通常"肾"不好；

经常"悲忧"的人，通常"肺"不好；

经常"愤怒"的人，通常"肝"不好；

经常"苦恼"的人，通常"心"不好。

中医里说到的五行、五脏、五色、五官，都是在说明身心合一的道理。

3. 手印

十指结出的种种形状，蕴含着宇宙的巨大能量，是与宇宙高频沟通时的秘密符号，能刺激到身体内外不同部位的微细神经末梢。十指不只连心，还连着五脏六腑，十指的动作与意念也紧密相连，还可以治疗身体的某些疾病。

4. 梵音

喜乐瑜伽中的简单梵音振动末梢神经及脉轮，增进全身各系统的良性循环，简单地说是"音声疗愈"。

5. 身印（静态）

身体做出种种静态动作，作用与手印相同。

6. 体位（动态）

身体做出种种动态动作，使全身内与外、物质与精神、有形与无形相结合，在律动中使精脉、气脉、血脉畅顺，新陈代谢活跃。

喜乐瑜伽的六大配方是一套完整的"身心灵"的修炼方法，是一套"体贴、关切"的健身方法。喜乐瑜伽并不要求动作完美，只要你有"信心、恒心、真心"即可。要想真正地喜乐自在，每一次练习都要到达每一次的极限，突破自己，超越自己。慢慢地，呼吸、观想……都配合上了，强而有力的呼吸，刚柔并济的动作，自己能感受到能量的流动，做完瑜伽后身心舒畅。如果把这种身心境界带入日常生活，自己就会在不知不觉中散发出喜乐能量，足以影响身边的人。潜移默化的力量是巨大的，在无为而为的当下，你将成为生命中的大慈善家！

◎ 习练注意事项

☆ 喜乐瑜伽不是宗教，习练者不受任何宗教限制。

☆ 不可以有猎奇心理或唯美主义，要抱着朴素真诚的态度来习练，这样才能从深层次体会到喜乐瑜伽的纯、净、喜。

☆ 不要操之过急，姿势上不要求尽善尽美，只有一半的标准或更少一些也无妨。

☆ 女性在生理期、怀孕期间最好禁练。如条件允许，可在老师的指导下，选择特别的课程。

☆ 刚刚动过手术，或有其他严重外伤的人，不可以习练。

☆ 有严重的病症，如癌症晚期、高血压发作期、严重的心脏病以及严重的心智疾病等，只适宜做部分功法。

　　☆ 情绪异常激动时，如发怒、着急、悲伤等，不要单独做强度大的体位。

　　☆ 训练初期会有一些反应，如肌肉酸痛、睡眠状况或饮食有变化等，这些均属正常现象。

喜乐瑜伽

·

这最久远的瑜伽智慧，蕴藏着最高的秘密。因为你的心是虔诚的，所以你是这古老智慧的朋友，你将会得到祝福和收获。

——《薄伽梵歌》第 4 章第 3 节

我成长在辽阔的天地之间

身心纯净犹如高山雪莲

准提梭哈准提梭哈

童年时光的无忧无虑

笑口常开将爱心奉献

智慧之剑将无明和烦恼斩断

金字星座扬起生命风帆

荒漠甘泉嗡啊吽

荒漠甘泉哺育着赤子之心

益西措姆是母亲的呼唤

啊回家

让我们一起勇敢　智慧　光明　喜乐　回归自然

——《喜乐瑜伽之歌》

关于瑜伽的文字记载最早可以追溯到数千年前的《薄伽梵歌》。几千年来，人类历史几经变更，进入 20 世纪，医疗、科技等方面更是突飞猛进。但即使是借助最新的医学科技知识，仍然无法解释瑜伽这个古老的方法为什么可以作用于人的身心灵。换言之，瑜伽的作用更多的是"只可意会，不可言传"。

在以下介绍喜乐瑜伽的文字中，虽然每部功法中都有简单的关于"作用"的描述，以及学生们的经验分享，但这两部分的作用在于提示、"抛砖引玉"。通过多年的教学经验，我们发现喜乐瑜伽的每部功法既自成一体，又相辅相成，对习练者的身心灵进行全方位的关照，因此，有时实在是很难在每部功法之间清楚地划分出作用的界限。又因为习练者的具体状况不同，喜乐瑜伽在每个人身上呈现出的作用也是各式各样的。至于喜乐瑜伽会带给你什么样的改变与提升，则有待于你自己通过持之以恒的练习去发现了。

为了帮助人们开发参悟生活的智慧，喜乐瑜伽每一部功法的名称都有着提升和引导的作用。它们是：天地之间、高山雪莲、童年时光、笑口常开、智慧之剑、金字星座、荒漠甘泉、益西措姆、回归自然。每一部功法的名相中都包含了一种境界，因此，要求习练者要在深层次中去领悟，去接受引导。这样，喜乐瑜伽高尚的个性能量才能作用于你的身、心、灵。

　　本书书后附有视频在线观看卡，由喜乐瑜伽教师慧明、慧慈示范前八部。以下的文字介绍则着重于功法的观想引导部分。

喜乐瑜伽第一部　天地之间

智慧雨露

　　我是宇宙的父亲和母亲，也是宇宙的支持者和祖先。我是万物，我是净化者，我是梵咒"嗡"，我也是黎俱、三摩和夜柔韦陀。

　　　　　　　　　　——《薄伽梵歌》第9章第17节

　　我给予光和热，我是一年四季，我是雨水。我既是永恒，也是无常。

　　　　　　　　　　——《薄伽梵歌》第9章第19节

◎ 作用

　　连接大地和宇宙能量，消除因爱而受伤的情绪体；通过对背部、手臂、胸腔的调理，可以减轻工作压力。

◎ 手印

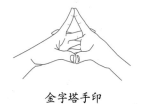

金字塔手印　　　　迎请手印　　　　喜乐手印

◎ 步骤

1. 盘坐，手结金字塔手印自然垂放在腿上，脊椎挺直。

观想：自己坐在天地之间，犹如胎儿坐在母亲的腹中，宇宙母亲的能量滋养着我们。观想从宇宙的最高处有一束神圣的光，祥和轻柔地向下降落、降落……降落到我们的头顶……（如图 1 所示）。

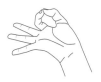

图 1

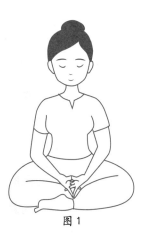

2. 吸气，伸出双臂向上合十，手结迎请手印。接受这来自宇宙中最祥和、最温暖的力量（如图 2 所示）。

呼气，双手顺势下收，通过顶轮、眉间轮、喉轮到达心轮……

3. 吸气，双手上臂交叠收于胸前，

图 2

双手掌心互握，大拇指置于眉间轮，屏息，凝聚这种圣洁的能量，使它在心中更稳固、更深沉。手松开，呼气，双手自然下垂，置于膝上，接着再重复刚才的观想及动作，直到你认为身心达到了某种松弛和宁静为止。

4. 手结喜乐手印置于双膝，做三次喜乐瑜伽呼吸，同时深入**观想**：宇宙中大能之光从顶轮、眉间轮、喉轮、心轮、脐轮、密轮、海底轮，轻柔地弥漫、贯通、弥漫、贯通、弥漫、贯通……弥漫于我们的全部身心，弥漫于每一个角落……这时，我们会有一种通体舒泰或者是轻微的触电般的感觉。身心一片光明，没有晦暗，没有忧虑……世俗的世界离我们越来越远，宇宙的真实开始显现……我们在天地之间，犹如胎儿坐在母亲腹中，宇宙母亲给予我们最慈悲、最温暖、最真实、最柔和的能量，我们是胎儿，我们没有小我的意识，我们的意识就是宇宙母亲的大爱、大我意识。请加强**观想**：宇宙母亲的大爱、大我，化为能量之光，充满了我们的身心灵。我们的身心被光所充满,和谐宁静,一尘不染……(如图 3 所示)。

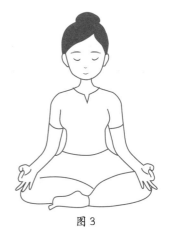

图 3

5. 结束动作：

（1）慢慢将双臂向后伸，在身后结金字塔手印，同时吸气，

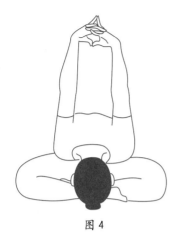

图 4

头放松向后仰,接着呼气时身体向前弯下。此动作重复做三次(如图4所示)。

(2)双手交叉按摩足底,舌抵上颚,轻轻叩齿。

(3)双脚伸直坐起,上身前弯时吸气,手碰触脚趾尖,然后后躺呼气,头肩不着地,踢腿甩手。此动作重复做三次。

✢❍ 喜乐分享 ❍✢

我原是虔诚的佛教徒,常年打坐念佛,但身体一直不是很好,有一阵子体力比较差,偶尔还有头晕的现象。朋友告诉我不能只练静功,还要练动功,要不然身体会虚弱。于是我就选择了喜乐瑜伽,它不算太激烈,比较适合我。

几次练习后,我喜欢上了喜乐瑜伽,特别是第一部静坐观想的部分,我练习时反而比平日打坐时内心更安宁。跟着老师的观想带领,我感觉自己就在光里,非常温暖和安全,有时我会不由自主地流泪，真的感受到了宇宙母亲的慈悲能量，我知道这个光明是可以带我回家的。

——珍妮弗·李（美国，纽约，财务会计）

————➤·◦·◀————

多年前参加源淼老师的工作坊时，我学了喜乐瑜伽。之后只是断断续续地练习瑜伽，时间大多用在自我疗愈上了。直到两年后，好像一切开始进入一种自然推动的状态。以前有意地去练，是为了调理身体，而现在，练习瑜伽与唱诵已自然而然地融入我的生活，像吃饭一样，成为生活不可或缺的一部分。而且，我还有很大的福气，我家附近有一个只要驱车五分钟就到的自然植物园，我就在这个天地合一的环境中练习喜乐瑜伽，感受到了老师书中的描述，真实不虚。

我每天去公园里先走一圈八百米环山路，再找一个安静的空间，练习瑜伽与唱诵。第一部 "天地之间" 结合了静心、观想、手印、身印、呼吸。老师也叮嘱过，这一部是必须练习的。如果时间允许，可根据自己的需要及感觉，再选择其他的七部来练习。

我的个人体验是，热身和第一部前后下来半个小时，已经很让人气脉充盈、平静，喜悦的能量也能展现出来。这几天在公园里的练习，多数时间是闭眼练的第一部，它开启了我的内在感官，让我看到很多光的快速流动。因为这一部瑜伽有修复、平静心情的功能，我总看到青草绿色的光，还有白光（这点我想是因人的状态而异吧！），而且光速变化真的很快。我当时还怀疑这是不是外界的光，睁开眼，看到的却是晴朗的天空啊！但一闭上眼睛，各种光又快速流动了。

这时我才想起老师书中已提到的经历，"光"是对练习者的加持与调整。这让我更加相信老师的教导。感恩自己内在那清明的灵魂，一眼就认出喜乐瑜伽的本质是如此尊贵、真诚与博爱！我是有福的归燕儿！

——侯晓燕（中国，东莞，房屋销售代表）

以前我不爱出汗，特别怕冷，冬天手脚冰冷。由于长期待在空调房，出门要么开车要么坐地铁，基本晒不到太阳，所以大夏天我在办公室还要穿一件秋天的外套，只有在很热很热的天气才会出汗。

随着不断坚持练习喜乐瑜伽，首先，我的气脉强壮起来了，气血越来越通畅，新陈代谢也加快了，所以开始正常出汗了。一开始练习金刚拳呼吸，身体没有太大的感觉，到现在几组呼吸练完，脸上、全身自然冒汗，感觉每个毛孔都在呼吸，把身体那些湿气、寒气都排出去了，整个身体变得特别清爽。

其次，我的身体变得柔软起来，肩颈疼痛的问题缓解了很多。

在课堂中，老师经常和我们分享："容易发麻是因为我们的气脉不够通畅。随着我们呼吸越来越强壮，气脉变得柔软，身体自然没有那么僵硬了，心也会变得柔软起来了。"

喜乐瑜伽的呼吸真的很神奇，简简单单的呼吸就使我因为久坐产生的疼痛毛病得到了缓解，腿部筋络也有了很好的疏通和放松。现在，盘腿打坐静心对我来说是一种享受，也是 a piece of cake（小菜一碟）！

最后，也是最重要的变化，我的荨麻疹症状得到了大大的改善。

荨麻疹一直是我很大的困扰，以前只要一吹到风就会发作，而且每次发作时，那种又大又红的点点让我浑身发烫，疼痛难忍。之前我去看医生，医生开了一些抗过敏的药，但是治标不治本，我觉得没什么效果，就停服了。

我记得在第二节课练习完跺脚后跟呼吸法，我的荨麻疹立马就发出来了，整个脸、手臂、脖子通红，脸上发烫，特别难受，以至于不得不中途休息。

老师关切地和我说："不要有过分的担心和焦虑，要相信我们聪明的身体，通过练习会把身体里面的湿气、寒气排出来，这是好事。你就当作排毒好了。"休息了大概二十分钟，经过禅睡调理之后，那些豆子般大大的红点慢慢消退了，脸上发烫的感觉没有了，整个人都自然轻松，没有那么难受。

在后续的课堂中，我还是会时不时出现这种情况，但是状况越来越好，时间越来越短，难受的感觉慢慢减弱。每次发作时我都会马上做光的呼吸，它会帮助我快速恢复正常。

到今年，我的荨麻疹发作的次数减少了很多，而且症状减轻了，恢复得也快。从以前痛苦的痒到现在只是发红，十分钟左右就消退了。后来，我再去看医生。经过咨询，医生给我的反馈是：由于我的免疫力提高了，所以荨麻疹也得到了很好的调理和改善。真是可喜可贺，这极大地激励了我，必须坚持练习喜乐瑜伽！

——单晓红（中国，上海，世界五百强企业设计师）

我是个理工科毕业生，所以在每次练习当中，我也会以实验的角度，观察这些练习对于自身的身心影响。

在做"天地之间"的过程中，通过光的呼吸与手指瑜伽的结合，意识思维会自然地将专注回归到自己的身心上。进入体位与手指瑜伽的结合后，身心自然而然地随着呼吸与动作，将散乱在外的心思意念渐渐地收回当下。有意思的是，脑袋瓜也渐渐不去纠结与此刻不相关的一切。当结起喜乐手印，在每一次的一吸一呼中跟随观想词的带领，自己好像真的回到了妈妈的肚子里，与生命的本质连接，在妈妈的呵护下没有了烦恼忧愁，渐渐地开始想起，自己在这个世界真的是受照顾的。当对于未知的担忧造成身心紧张，甚至心情起伏过大时，在每次习练"天地之间"后，总能在生活的平凡之中看到不平凡的一面。

当我们回到生命的基础，只是一吸一呼都变得如此尊贵，让人不由自主地感恩大地母亲无私的哺养，感恩生活中的一切方便，这些都来自所有默默为生命付出的人们。这份看见，让我更懂得尊重自身与他人，这份看见也让我放下曾经对于生活的担忧。当逐渐发现生命的实相时，是的，我明白自己一直是受照顾的，生命是受祝福的！将这份内在的发现、这份深层的体悟带入生活之中，我们会不仅懂得如何爱自己，同时也会自然而然地去善待这个世界。

——陈秋芝（中国，台湾，个案咨询师）

喜乐瑜伽第二部　高山雪莲

智慧雨露

完全断掉痛苦的方法就是瑜伽。你要有决心和坚强的意志来修炼瑜伽，绝不可以意志消沉、萎靡不振。

——《薄伽梵歌》第6章第23节

◎ 作用

提高专注、稳定的能力；对缓解肝、肾及胰脏的负担有帮助，同时有利于眼睛的健康。

◎ 手印

手掌背对，手指交叉，大拇指压住小指，食指打开，钩住中指，无名指背立靠拢。

雪莲花手印

◎ **步骤**

1. 左腿后弯，左脚跟抵住海底轮（也叫百脉丛、会阴穴）。右腿从体前与左腿交叉，身体坐正坐稳。**观想：**现在的身体像一座稳固的高山，一座具备很多美德的高山，不仅具备和谐的金、木、水、火、土五大元素，同时也具备慈悲和智慧（如图5所示）。

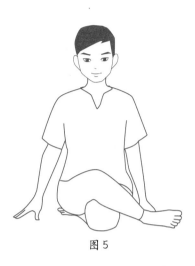

图 5

2. 深呼吸，结雪莲花手印，举至与眼睛平行。这朵雪莲花环绕着高山，它圣洁美丽，是我们心中的花。请面带微笑，瞠目上提眼角，自然呼吸，两眼目光追随雪莲花的飘动，缓慢地转向左边，从左到右，再从上到下平转到密轮，然后从下到上齐眉间轮，从离眼前最近处到手臂伸直的最远处。重复做三次，可根据个人不同的情况或快或慢（如图6所示）。

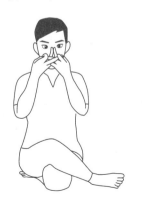
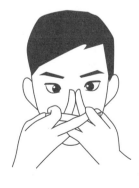

图 6

眼睛尽量保持凝视瞠目的状态。如果眼睛发酸发胀，甚至流泪，都属正常现象，尽量不要眨眼。实在需要时，就用力闭住眼睛，滚动眼球，做眼底深度按摩。

3.换边，右腿后弯，右脚跟抵住海底轮。左腿跨坐与右腿交叉，手结雪莲花手印。瞠目使眼角提起，自然呼吸，以一种宁静柔和的感觉，目光追随雪莲花的飘动，缓慢地转向右边，然后依次从右到左，从下到上，从离眼前最近处到手臂伸直的最远处。重复做三次。

4.结束动作：双手自然垂放，坐正。

❖◯ 喜乐分享 ◯❖

我从国内（东北）来到洛杉矶的头几年，因为语言、工作以及居住环境的巨大改变所造成的压力，即使在南加州高达三十六七摄氏度的炎炎夏日，我也不会出汗，手心、脚心通红且发热，一定要做大量的剧烈运动后才会有微汗，憋得非常不舒服。我曾看过中医和西医，都检查不出什么毛病，医生只说是身体的自主神经有点儿失调，放松且注意饮食及运动就会好，但我的情况一直没什么明显的改善。那时我 26 岁。

后来有个中医朋友介绍我去练习喜乐瑜伽，她自己已经上了一个月的课，感觉很好，建议我可以去试试。我心想反正也没坏处，于是立刻报名，等着新班开始。

第一堂课只教四部暖身动作和瑜伽的前两部，老师教得很仔细，我也很认真地跟着练习。课程结束时，老师告诉我们，如果有什么特别的反应，不要担心害怕，有问题随时可以打电话给她。

第二天一大早，我就迫不及待地给她打了电话，因为我身上发生了奇迹。我前一天晚上上完课后就回家了，洗了澡后就着手准备第二天开会要用的资料，然后就上床睡觉了。刚要睡着时，我的身体突然开始出汗，而且是大量地出汗，不停地出汗。那时候是三四月的洛杉矶，早晚还是很冷，要盖被子的。几乎每一两个小时，我就要换一次睡衣，因为汗水几乎把衣服湿透了。那一晚我几乎没怎么睡觉，换了三次衣服。快天亮时，我感觉全身神清气爽，就像堵住的水管全部被疏通了，是这几年从来没有过的舒畅。

我相信是练习喜乐瑜伽时，触到了我身体的某个开关。虽然只练了不完整的一次，居然疗愈了几年的不汗症（这是我后来才知道的医学名词）。在那之后，我当然是继续认真地练习，工作忙的时候，也保持至少每星期练习一次。至今，我已经把喜乐瑜伽介绍给很多朋友了。

——伊马·杨（美国，洛杉矶，餐厅经理）

———————)•(———————

我一向很注意健康，素食二十多年，平日里也锻炼身体，但没想到会中风。好在除了右耳听不见，没有其他中风的后遗症，于是我更加注意健康保健，家人们对我看护得更紧，预防我再次发生中风。

有一天，一个朋友告诉我，他去练习喜乐瑜伽时，听到其他同学分享自己身体上的改变，建议我也去参加。我先去观摩了一次，是在一个宽大的院子里，花香鸟语，遍地绿草，如此自然的环境和清新的空气，让我一到那儿就立刻喜欢上了。之后我就跟着一起上课，每星期一次，平日自己在家练习，就这样练习了将近三个月。一天我刚练完瑜伽后，突然觉得鼻子痒痒的，用手摸了一下，右边鼻孔流出深黑色像血似的浓稠物。我用力擤鼻子，更多的深黑色浓稠物跟着流出来，但之后慢慢流出的液体就像正常的鼻涕一样了。突然间，我的右耳听见了自己擤鼻子的声音，我简直吓了一跳。我打电话给我先生，将听筒放在右边耳朵上听他说话，我高兴得一直流眼泪！

——艾琳·陈（美国，洛杉矶，市场销售人员）

———————)•(———————

刚开始学习"高山雪莲"这个功法的时候，我不太喜欢练习。因为脚后跟抵住海底轮时，脚背会痛。慢慢地，体能跟上来以后再练习"高山雪莲",眼睛周围的肌肉会自主跳动。经过观察我发现,这个眼周肌肉之所以抽动,是在检验我有没有眼疲劳,它同时也是帮助眼睛周围的肌肉舒缓和恢复健康的一种方式。

如果有熬夜或者经常盯手机的习惯,瞠目上提眼角看着雪莲花的花蕊(无名指指尖处)时,眼睛就又干又涩,会忍不住眨眼、流泪,眼周肌肉也会抽动。

后来开始每天练习喜乐瑜伽八部功法,在身心健康清明的状态下练习"高山雪莲"。按第一个体位坐好后,深入观想自己的身体是一座亘古永存的高山,从久远以来,经历了沧海桑田、世事变迁,如此就能够体会到这个瑜伽体位给身体带来的稳定、厚重、五行和谐圆满的感觉。再次结起雪莲花手印围着高山转动,我恍惚看到春夏秋冬四季变迁、万物枯荣兴衰变幻的光影。

另外一个特别的感受是,当我做完左边第一个体位后,明显感觉左边的大脑有一种被水洗过的清凉感,细胞恢复活力,思维非常清晰。紧接着做完右边第二个体位,右侧大脑也有同样的感受。

现在特别喜欢"高山雪莲"这部功法,它可以让我身稳心定、神清目明。

——范佑琴(中国,珠海,瑜伽教师)

喜乐瑜伽第三部　童年时光

智慧雨露

只有儿童因为纯净的心才能进入我的天国。

——《圣经》

◎ 作用

促进血液循环、新陈代谢；保持脊椎的功能和弹性；具有面部美容的效果。

◎ 手印

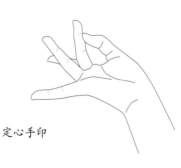

定心手印

梵音：准提梭哈（梵语对宇宙母亲的称呼）

准（振动顶轮、眉间轮）

提（振动喉轮）

梭（振动心轮、脐轮）

哈（贯通七轮）

◎ 步骤

1. 请自然盘坐。大拇
指按住中指第一个关节，
结定心手印。深吸气时膝
盖向前着地立起，呼气时
念诵：准、提、梭、哈。
念诵"哈"时，身体向后倒，

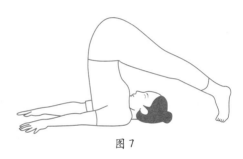

图 7

两腿抬起，过头伸直，脚尖尽量置于头后方地板，并使肩部支撑
全身，屏息。接着吸气，双脚向上伸直，脚心相对，用力向上踢，
并呼气回到盘腿姿势（如图 7 所示）。

2. 童年时光给我们的提示是："此时的我们是一个儿童，保
有童真的心态。"儿童没有什么心理负担，儿童期是与大自然最
接近的年龄，也是经常呼唤母亲的年龄。这部功法通过真诚呼唤
"准提梭哈"得到加持，从而唤起无忧无虑的自性。

3. **观想**：我们观想回到无忧无虑的童年，这时我们是一个儿
童的心态，处于童年欢乐的时光。不要想身体上的病痛，而应该

想着我们小时候没有疾病、没有痛苦、没有烦恼的时光，心灵是非常轻松活泼的。

4. 这部功法有三种体位，可以根据个人情况选择。不要求动作做到尽善尽美，需量力而行，不可以急于求成。

第二种体位——与第一种体位相似，差别在于两腿向上伸直于空中，并使肩部支撑全身（如图 8 所示）。

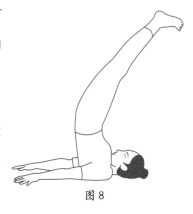

图 8

第三种体位——与第一种体位相似，差别在于一开始两腿须维持双盘腿的姿势，膝盖无须立起（如图 9 所示）。

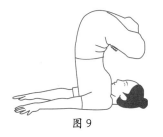

图 9

5. 结束动作：自然盘坐。

◎ 注意

患有严重高血压、心脏病的人，在做这一部功法的时候要提前把自己的情况向老师讲明，然后在老师的指导下做练习。做完之后应该马上做第八部功法益西措姆，从而得到充分的放松和休息。

❧❦ 喜乐分享 ❧❦

我原来不理解什么是"只可意会，不可言传"，练习了喜乐瑜伽以后，终于对此有了了解。

我以前对用"呼吸"来带动动作完全不得要领，但练习喜乐瑜伽近一年来，我逐渐体会到"气"。有些平时根本不可能做到的高难度体位，在学会运用呼吸以及练习后，就能完成。这使得快60岁的我不由得产生一种成就感，更有一种发自内心的喜悦，感觉自己突然年轻了很多岁。这个体会让我感受到了喜乐瑜伽深呼吸的厉害。

由于长期在计算机前工作，我的手指关节僵硬疼痛，每天睡醒起来后，手指的关节都痛到不能弯曲。在练习瑜伽近一年后，我感觉身体变轻巧了，手指也灵活多了，早上起来的疼痛也减轻了许多，身体的一些病痛也得到改善，相信只要持之以恒，一定能变得更好。

总之，贵在坚持。当你开始练习瑜伽后，不要虎头蛇尾，要坚持下去。当你练习一年以后，一定会对瑜伽有更深的领会，并得到身心的愉悦，会体会到大自然给我们的恩惠和生命的美好。

——林和（美国，喜瑞都，电子工程师）

　　自从接触了喜乐瑜伽之后，我就爱上了瑜伽呼吸，特别是背后结金字塔手印的双臂拉伸练习。由于平时工作中经常对着电脑，我肩颈酸痛，鼠标操作也使我的手腕关节特别痛。每次练完，双臂就像触电般，手指发麻到不行，练到第三组时候，这种感觉就没有那么强烈。几个月坚持下来，这个练习帮我缓解了肩颈问题和手腕关节问题，偏头痛的问题不知不觉就消失了。

　　此外，我最喜欢的一个瑜伽体位就是"童年时光"。因为这个瑜伽体位让我如同孩子般，回到了最童真、无拘无束、无忧无虑的自己。一开始，这个体位对于我来说算是高难度动作了。因为我的背又厚又硬，滚背对于我来说都有难度，何况是翻过去脚尖触地呢。随着不断练习，我的呼吸变得绵长而有力，气脉柔软了，我的背部越来越有弹性。差不多大概三个月之后，老师觉得我准备好了，就开始教我们这个瑜伽体位。当我第一次翻过去、脚尖触地时，我真的无比兴奋，觉得超越了原来的自己，我更加信任自己的身体，这也是对自己练习瑜伽一种很大的肯定和动力。到现在为止，我可以轻松完成前面两个体位，相信我坚持下去，第三个双盘腿的体位也会做到的。

　　老师经常和我们分享："瑜伽呼吸是最基础也是最重要的，只要呼吸练好了，气脉通畅了，身体自然就会柔软起来，那些所谓高难度动作就水到渠成了。如果刻意追求有难度的体位练习，很容易让自己受伤，也不能体会到瑜伽真正的精髓。所以我们要问问自己：练习瑜伽的目的是为了满足自己的 ego（自我）和虚荣心，还是真心想要改变自己呢？"

当时，我觉得老师讲得挺有道理的。于是，我没有那么着急了，放下了自己想要快速搞几个高难度动作，然后摆拍一下以便发朋友圈的小心思了。心定下来后，我老老实实地跟着练习，去真正体验瑜伽的状态，在一呼一吸当中，身心放松下来，头脑也开始变得单纯了。所谓：一分耕耘，一分收获。坚持练习几个月之后，我的身体好起来了，人也精神了，更加有活力了。

在今年上半年的公司团建活动中，我和先生组织员工们去爬山，孩子也一起带上了，途中我女儿累了不肯走路，而且也不愿意让其他人抱，我只好一个人抱着她走到了山顶。到达山顶之后，虽然手脚很累，但是完全没有以前那种特别虚弱的感觉，晚上睡了一觉，第二天就恢复过来了。一向比较了解我的老公对我有点刮目相看了，他说："你现在身体和以前很不一样呀，力气很足嘛，不像以前那种林黛玉有气无力的样子了。"我开心地笑着说："因为我坚持练喜乐瑜伽呀！"

——焦霜莉（中国，上海，物流行业创业者）

——·————ᐳ·ᐸ————·——

因我生了三个孩子，全是剖官产，身体元气大伤，四肢经络不通，腰酸背疼，颈椎劳损也较严重，总之感觉全身毛病挺多的。

遇到喜乐瑜伽，我如获至宝，每天在家练习一个小时左右。练习将近两个月后，在做"童年时光"时，我发现自己可以双盘腿了，感觉非常欣喜！虽然做得不是很标准，但对于我来说却是个很大的进步，因为以前我连单盘都很难做到。我的身体状况也改善了许多，腰椎、颈椎、脊椎都有了不同程度的修复，这些好转现象让我对喜乐瑜伽增加了更多的信心！

通过接下来持之以恒的练习，我不仅获得了肢体上的松弛、柔软，更是从心灵上感受到了不一样的舒展和自在。以前，我总觉得胸口有股郁结沉闷的气压抑着，常常会不由自主地叹气，很不舒服。后来，我坚持练了金刚风呼吸和喜乐瑜伽第四部"笑口常开"，身体就开始自发地不由自主地打嗝排气，胸口舒缓了许多，同时我觉察到自己在处理事情和看待问题上不那么执着了，整个身心都变得轻盈、有活力啦！

——高惠群（中国，广东，瑜伽教师）

———————>·•·<———————

"童年时光"是一部让我印象最深刻的功法。在做这一部功法时要观想自己童年时期的欢乐时光，但我的童年充满了不开心，也感受不到童年的快乐。我便先把这个念头放下，继续练习。直到有一次，我又观想到自己的童年时光突然悲从中来，一边哭一边吟诵"准——提——梭——哈！"，我感受到了内在渴望着母爱的自己，不过我还是把这个念头放下后继续练习。渐渐地，我的情绪得到了缓解——爆哭了一下！然后神奇的事情发生了！脑袋瓜里开始浮现小时候祖母的疼爱，阿姨时不时给我的关爱，姑姑买糖果给我吃，叔叔舅舅们陪我玩……小时候快乐的画面像跑马灯一样——浮现，然后我又哭了！但这次哭是因为体会到原来母爱也会通过不同人给到自己，心里喜极而泣。哭完后，我的意识也在当下翻转了！

当定心手印结在脐轮时，我仿佛回到与母亲脐带相连的那个时候，回到妈妈无私地给予生命成长所需要的一切养分的时候。通过发自内心地呼喊"准提梭哈"来呼唤宇宙母亲，翻滚脊背回到生命的中心，定在源头。从那次转化过后，每次只要觉察到匮乏感、缺乏生机、受到挫折时，我就会练习"童年时光"，情绪上就有很快的转化，再次拾起童真般的笑颜。

——林慧如（中国，台湾，瑜伽教师）

喜乐瑜伽第四部　笑口常开

智慧雨露

　　大肚能容　容天下难容之事，

　　开口常笑　笑天下可笑之人。

——弥勒佛对联

　　我的弟兄们，你们落在百般试炼中，都要以为大喜乐；因为你们的信心经过试验，就生忍耐。但忍耐也当成功，使你们成全、完备、毫无欠缺。

——《雅各布书》第1章第2～4节

　　要常常喜乐，不住地祷告，凡事谢恩。

——《圣经》

　　心中喜乐，面带笑容；心中忧愁，灵被损伤。

——《圣经·箴言》第15章第13节

喜乐的心乃是良药；忧伤的灵，使骨干枯。

——《圣经·箴言》第17章第22节

谁是富有的？为自己的命运欣喜的人。

——《塔木德·艾博特》第4章第1节

◎ 作用

净化扩张能量；增强舒适感、喜悦及幸福感；扩张肺部，对哮喘与呼吸方面的问题有帮助。

◎ 手印

无。双手自然放松。

◎ 步骤

1. 两腿自然分开，与肩同宽，脚呈内八字，膝盖微微弯曲。面露微笑，双手环抱于心轮前，如莲花般自然开合。莲花开放时吸气，莲花闭合时呼气。

同时**观想**：大自然中最光明喜乐的能量通过手中的莲花进入了我们的身心。莲花"出淤泥而不染"的品格，像清泉般洗涤着我们的身心。在呼气的时候，请观想自身的病气、浊气以及种种不愉快被排除出去。这时候，脸上会自然而然地露出微笑。呼吸是畅顺而绵长、有力而均匀的。

做七次呼吸（如图10所示）。

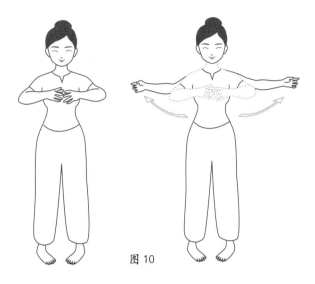

图 10

2. 两腿自然由内八字转为外八字，观想，呼吸不变（如图 11 所示）。

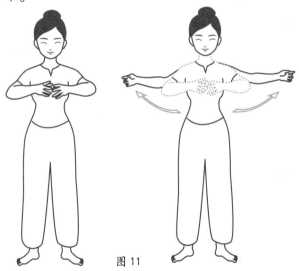

图 11

3. 两腿再次转为内八字，膝盖微弯，面带微笑。双手打开至身体两侧，配合呼吸和瑜伽语音 "嗡啊吽" 吟诵，自然开合。做七次呼吸（如图 12 所示）。

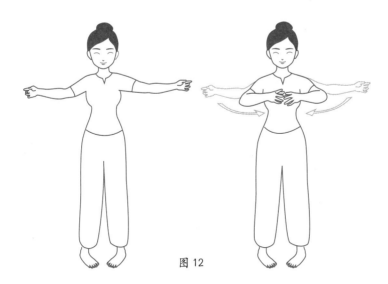

图 12

4. 两腿转换为外八字，双手打开，自然开合，呼吸和吟诵不变，做七次呼吸（如图 13 所示）。

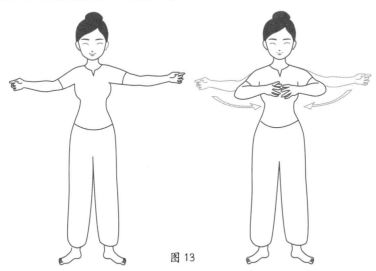

图 13

5. 结束动作：双手垂放身体两侧，自然站立。

❖◗ **喜乐分享** ◖❖

每一天，面对不同的学生及其习性所带来的摩擦，要如何和他们好好共处，让高涨的情绪转化成平静的大海，是我这两年生活中最大的修炼。

记得有一天，有学生顽皮地按消防铃，还有有情绪障碍的学生莫名地哭闹尖叫，全班乱成一团，各式各样突发情况接踵而来，我被疲劳轰炸着，心累得只想离开学校。无意间，我走到阳光照耀的树前，看着绿意盎然的大树和辽阔的天空，身体忍不住摆出脚内八字和环抱大莲花的姿势，练习起"笑口常开"。刚开始，我感觉到肩颈和胸口紧绷，随着一呼一吸地吐纳，身体开始渐渐放松，感觉再次跟自己的心贴近了一些，此时心底浮现起一个声音"这段时间真的辛苦了"，眼泪哗啦啦地掉下来，心也松弛了。

在泪水中，我重新忆起了我自己；在呼吸中，我又拥有了心的空间。原来，不论生活中有多么辛苦，这片蓝天和大树总是一如往常地矗立在这里，支持着我。这份感悟使我能够再次带着平静祥和的心态来面对生活中的大小挑战。

——**王毓琪**（中国，台湾，小学教师）

在刚开始练习喜乐瑜伽的时候，最没有深刻体会的是第四部

"笑口常开"。这部功法看上去都是简单的体位变化，例如脚外八字或者内八字站立，双臂在心轮前开合，并不觉得特殊，有时候还会感觉有一点儿无聊。

但是我读到了《喜乐瑜伽》书中的一段话：

"喜乐瑜伽每一部功法的名称都有着提升和引导的作用。……每一部功法的名相中都包含了一种境界，因此，要求习练者要在深层次中去领悟，去接受引导。这样，喜乐瑜伽高尚的个性能量才能作用于你的身、心、灵。"

此时，我内心便升起一种单纯的信任，于是开始每天坚持练习。

持续练习一段时间后，我意外获得了"礼物"。我的右腿膝盖曾经受过撞击，韧带有损伤。走路虽不受影响，但整条腿经常有麻木感，膝盖处总感觉不灵活。

有一天，在练习过程中，我将自己的双脚尽量呈外八字和内八字变化调整，并试着去感受那种"积极的松弛，和谐的紧张"的状态，突然有一种舒服的痛麻和温热感，如同一股电流般从右腿的膝盖处向上通达大腿根部，接着再向下传递到脚趾尖。这种感觉持续了约一个星期才慢慢消退，然后，我惊喜地发现腿部的麻木感减轻了，腰痛的问题也被调理好了许多。

——李晓宁（中国，河北，心理咨询师）

喜乐瑜伽第五部　智慧之剑

智慧雨露

祛除了一切杂念、制服了心性的人宁静，沉着，知足，幸福无所不在。

要保持心灵的和平清净，你真正的敌人是你浮躁的心。

——《薄伽梵往世书》

在灵性的修持中坚定不移，放下一切的执着，在成功和失败面前都保持相同的心境。宁静、喜悦的心灵称为瑜伽。

——《薄伽梵歌》第 2 章第 48 节

一个人若能控制自己，他即是自己的朋友。

一个人若无法控制自己，他即是自己的敌人。

——《薄伽梵歌》第 6 章第 6 节

◎ 作用

改善和防止骨质疏松，锻炼腿部、肺部、胸部、手臂的肌肉；增加两胯的力量；改善体态的稳定和平衡；有调理气血、平衡阴阳的效力。

◎ 手印

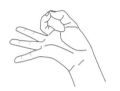

喜乐手印

◎ 步骤

这部功法有三种不同的体位。

1. 体位一：双手合掌于心轮前，站立时重心置于右脚，左脚从前横跨至右边，轻点地板，保持平衡。吸气时双手合掌向上延伸，呼气时双手回到心轮前，接着提髋，交换左右脚，重复呼吸动作（如图14所示）。

2. 体位二：双手结喜乐手印，右手置于心轮前，左手自然垂下，重心置于右脚。吸气时左脚抬起，左手前抓左脚踝，右手向右上方延伸，呼气时左手松开左脚，左脚向外用力蹬出后落下，左手松开后置于心轮前，右手自然垂下。接着左右交换，重复呼吸动作（如图15所示）。

3. 体位三：双手结喜乐手印，双手自然垂下，重心置于右脚。

吸气时右手置于心轮前，左脚抬起，左手抓左脚踝，呼气时身体及右手向前伸展，左手及左脚向后抬伸，再一次吸气时手脚收回，呼气时左脚向前蹬腿后放下，双手自然垂下。接着左右交换，重复呼吸动作（如图 16 所示）。

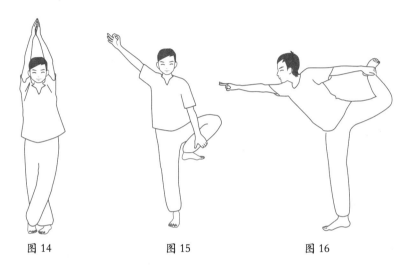

图 14   图 15   图 16

4. 做的时候要**观想**：自己的身体是一把顶天立地的"智慧之剑"，这把"剑"非常挺拔，高及九霄云外，稳重厚实如喜马拉雅山，且心理状态犹如磐石，如如不动。这样的智慧之剑可以斩断一切烦恼，有助于建立喜乐光明的信念。

5. 结束动作：自然站立。

◎ **注意**

这一部功法看起来动作幅度不大，其实是一个内在强度很大的体位。心脏很衰弱的人暂时不要做这部练习。

❧ 喜乐分享 ❧

"智慧之剑"的三个体位是我最受用的。以前不知道自己的平衡感这么差，在练第一个体位时，我站都站不稳，更别说其他单脚站立的动作了。老师很耐心地指导我，告诉我方法，但我还是站不稳，只能"比划"着练习这一部。下次来上课时，老师教了我几个简单的动作，来帮助我练习平衡。我自己在家里也时常练习，平衡感变得稍好一些了，只是第三个体位还不是那么稳。但让我欣喜的是，我多年来的晕眩和背痛的毛病，现在竟然变得好多了。

——德林·张（美国，达拉斯，注册会计师）

所谓近水楼台先得月，我很幸运，身边就有一个非常虔诚且资深的喜乐瑜伽老师，得以经常沐浴在喜乐瑜伽清凉的智慧月光里，自然而然被其吸引，走入这风光无限的领域。

喜乐瑜伽中有一道美丽的风光就是"智慧之剑"，在体位中展现的直立、挺拔、稳定、平衡的品质内涵深受大家的喜爱，我也从中得到了很深的助益和启迪。

"智慧之剑"有三个循序渐进的体位，巧妙地兼顾身体在上下、左右、前后方位的伸展、平衡和极限探索，我很喜欢这样有韵律和层次感的练习。

我刚开始练习第三个体位时，有时动作的伸展和平衡感不能协调配合，这让我有些心浮气躁。老师看到了我的慌乱，轻柔地鼓励我放松下来，并建议将目光定在虚空中某一点上，帮助心神稳定下来，果然身体犹如大雁展翅般平稳。这让我深深体会到心定身定的奥秘，当心中如磐石般如如不动时，身体自然呈现出稳定的状态。反之，身体的稳定平衡也能作用在心灵上，心物一体，相互作用，真实不虚。

我尤其喜欢这一部的观想。在观想中，我能感受到自己如一把宝剑般贯通天地，能与天地之精神相往来，豪迈和坚定之情油然而生。

当我以身为剑，将缠绕在身边的各种烦恼和障碍果断坚定地斩断时，那些烦恼和障碍似乎就在剑起剑落时离我远去，灰飞烟灭于无形，心中无比地轻松和喜悦。

长期习练"智慧之剑"让我渐渐将身心一体的稳定平衡自然延续到日常的生活工作中，获得一种宁静喜悦的生活品质。我想这也是智慧之剑想传达给我们每一个人的那一份深刻的生活智慧吧！

生活江湖忧与惧，

智慧之剑霹雳断。

平衡稳定无极限，

快意恩仇喜乐在。

——刘丽霞（新加坡，家庭主妇）

喜乐瑜伽第六部　金字星座

智慧雨露

对于宇宙的万有，我是时间，中间也是终止。对于
科学，我是至上意识的直觉。对于辩证者，我是逻辑……
我是遍布宇宙的无所不在。

——《薄伽梵歌》第 10 章第 32 节

一个知晓宇宙万有及瑜伽之真相者，已经到达如如
不动之圣境。

——《薄伽梵歌》第 10 章第 7 节

您既无开始，亦无中间和终了。您具有无边的威力、
无数的手臂，以日月为双眼，您的容颜如火，您的光辉
普照日月大地。

——《薄伽梵歌》第 11 章第 9 节

您是风神、死神、火神、水神、月神，是万有之生成者及人类的祖先。我向您致上最诚挚的礼敬。

——《薄伽梵歌》第 11 章第 39 节

◎ 作用

静中有动，使能量在深层次流动和内敛；对内分泌失调、失眠、健忘等症状有调理和改善的作用。

◎ 手印

无。

◎ 步骤

1. 坐在地面上，两腿分开自然伸直，双手置于腿后，身体坐正坐直，舌抵上颚。在观想的同时收拢四肢，使身体结成有九个三角形的身印，头自然低下（如图 17 所示）。

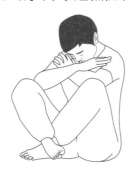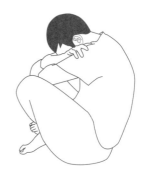

图 17

观想：自己是一颗行星，身体周围群星灿烂，其中有金星、木星、水星、火星和土星。你从这些星座上得到能量的补充。吸气时，吸到海底轮。呼气时，冲击顶轮。呼气将尽时，海底轮（会阴）处顺势抽动三下，使能量在中脉涌动、聚集。

2. 做七次呼吸后，换为第二个身印。保持双手、双脚交叉，身体往前，手肘着地，胸部尽量贴向地面，脊背放松。呼吸和观想不变（如图 18 所示）。

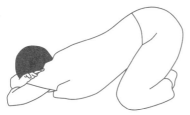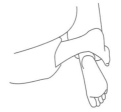

图 18

3. 结束动作：七次呼吸后，身体慢慢坐回，自然盘坐。

❧ 喜乐分享 ❧

我对第六部"金字星座"有特别的感受。刚开始听老师说"海底轮要抽动三次"时，我感觉很奇怪，当时还不知道怎样去抽动。经过老师的解释后，起初以为是像提肛，但老师说是要观想在海底轮上。每次练到这里，我只能把体位尽量做标准一些，专注地揣摩抽动。

在练了几个月后的一天晚上，我在睡梦中突然醒过来，感觉到海底轮自己在抽动，停住一下，又继续，然后又停下来。我真不知道这是怎么回事，第二天早上打电话问老师，她告诉我是海底轮自己开始工作了，叫我别担心，继续练习。

练了两年后我才明白什么是海底轮开始工作了。我的生命有了很大的转变，我喜欢现在的我——乐观、喜乐、自在，富有爱心！

——芬妮·王（美国，华盛顿特区，退休人士）

———— ◆◆◇·◇◆◆ ————

在过去，我是一个特别容易着急上火、遇事毛躁急于解决的人。"等待"对于我而言是难以做到的，凡事都想以"最快速度"来完成。在这个过程中，我更多的是压抑自己的想法、牺牲自己的做法，而不是以最合适的方式来解决，最终的呈现就是事情虽完成了，但往往不是在松弛状态下所达到的，内在便累积了许多委屈和评判。

在长期习练"金字星座"后，我渐渐地感受到稳定性，有一种内在的支持力量在升起，而且是各个方面相互作用、相互支撑。三角形在几何图形中是最稳定的图形。在"金字星座"里，我用身体结出九个三角形的身印时，各个顶点相连，相互独立又彼此支撑，就如同我人生中的每一个部分——个人、生活、工作、关系以及心灵成长等，既能单独成立，亦能相辅相成。这个广阔如宇宙的稳固感带给我充足的信心和坚定的行动。

观想自己置身于寰宇之中，一呼一吸皆从星座上得到能量的滋养和补充。在完全投入地习练时，时间和空间都淡化掉了，身心都充满着光，无二元意识地去让光上下流动、洗刷、冲击、升温，让光带领着我跨越紧张，转化我对时间的焦虑，达到内在大松弛的状态。整个生命状态渐渐轻松且充盈了起来，无压力、无包袱、无预设地迎向我生命中的人与事。待人接物、做事安排、行程制定等便渐渐缓慢了，也更加从容了。

现在的我，再次遇到令我焦躁的事时，我会抬头先看看蓝天或星空，再闭上眼睛观想和呼唤那永恒的存在，那从未离开过、不断给予我支持的光，遍布宇宙，无所不在，我向它致上最诚挚的礼敬。

——孙佳岑（中国，台湾，幼儿教育）

喜乐瑜伽第七部　荒漠甘泉

智慧雨露

　　你已将生命的道路指给了我：在你面前有满足的喜乐，在你手中有永远的幸福。

——《圣经》

◎ 作用

对身体每一个器官都有调理作用，可以平衡阴阳、预防血管硬化等；增加对脊柱区的血流供应，滋养脊柱神经；锻炼腰背肌肉和韧带，消除腰胯部的疼痛；有益于改善消化系统和呼吸系统的毛病；对前列腺和肾功能有帮助；可使腹肌强壮、头脑清醒；在精神层面；有助于养成谦虚和宽容的心态；清理我执带来的负面能量。

◎ 手印

无。

梵音：嗡啊吽（嗡啊吽亦代表"天地人"，也代表身口意）

　　　　嗡（振动顶轮、眉间轮）

　　　　啊（振动喉轮）

　　　　吽（振动心轮、脐轮）

◎ **步骤**

通过藏式大礼拜等体位，以及梵音"嗡啊吽"，激发出一种追求真理、接受真理的信息及能量。

1. 合掌自然站立，吸气并向上伸展双臂，在头顶上击掌。呼气时念诵"嗡啊吽"，双掌经过顶轮、眉间轮、喉轮、心轮，面朝下五体投地（如图 19 所示）。

2. 吸气时，抬头，背部用力向上提起，双手像燕子展翅般向后，掌心相对、向空中延伸，双腿向上抬；呼气时，四肢回落，全身放松贴地。重复做三次（如图 20 所示）。

3. 吸气，双手从身体两侧画半圆至胸前，撑起上身，头往后仰（如图 21 所示）；屏息，上身向上向后拱起，呼气，慢慢起身坐在地上，双手置于双腿上。吸气起立，双手合掌向上伸展；呼气，双手向下画圆，回到胸前合掌。

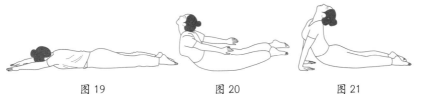

图 19　　　　　　　图 20　　　　　　　图 21

4. **观想**：心灵的绿洲需要甘露滋润，荒漠中的甘泉会带给我们信心和活力。当我们虔诚专一地去膜拜真理的甘泉时，自身的偏见和傲慢就会消失。我们心境平和，深度放松，内心充满活泼和真切的爱。

5. 结束动作：自然站立。

◎ **注意**

患有严重骨质疏松症者，以及手关节、肘关节和肩关节有拉伤、外伤等病痛者，做这一部时须小心谨慎。刚动完手术的人，要征求医生的意见。

❧ 喜乐分享 ❧

我是在练习喜乐瑜伽五年多的时候，加大了这个体位的练习，从最初每天108个，到后来坚持每天49个，真是不练不知道，一练就被惊喜到！犹如它的名字"荒漠甘泉"一样，我在练习中，无论在身体还是心灵层面，都有一种非常"解渴"的感觉！

我的生活常态是带孩子熬夜，在两个城市间奔波，难免会有疲惫之时。增加了这个练习的强度之后，我发现精力和体力恢复速度比以前快了好多。我身体之前病痛的部位也有明显的调整。比如，由于我身体右侧不通畅，几乎所有毛病都在这一侧，就连头发都是右侧先白。在练习两个多月时，我的右腿开始出现很明显的疏通现象，它发热、发胀，还会有强烈的跳动感，后来连左腿也有相同的感觉出现。

随着练习的深入，我的中脉力量增强，感觉很通透，尤其是喉轮。没加大练习前，如果熬夜上火，喉轮会有堵的感觉。练习一段时间后，吟诵可以用神清气爽来形容，好像有无穷的力量涌出。即使熬夜上火，中脉仍有力量把音推出来，唱起来一点都不吃力。更重要的是，喜乐常伴左右，即使有情绪也很快就被转化。

另外，我也有了更深入的连接和感悟。我们在面对种种不如意和挫折时，常常会痛苦、烦恼、无力，迷失了方向，仿佛身处荒漠，无依无靠。当放下傲慢和分别，虔诚专一地臣服时，我们会发现之前的种种遭遇都是化了妆的祝福，正是这些祝福把我们指引到寻求真理的大道上。我们在命运中三起三落，是凤凰浴火的过程，经过百般试炼终会高昂起头。这一刻，我们会被智慧的甘泉灌顶，会把内在的甘泉引出来，再站起来时，会遇见那个更好的自己，那个比自己大的自己。只要我们持续不断地与甘泉连接、相应、组合，就会时刻连接源头活水，成为一滴活水，把荒漠变成绿洲。

——刘雪寒（中国，辽宁，会计人员）

喜乐瑜伽第八部　益西措姆

智慧雨露

　　大海的水潜藏在地面以下的每个地方，只要凿得够深，海水就会涌现。但大海不会把自己和这些水分开："这些水就是我。"佛智慧就像大海的水一样，存在于一切众生的心中。如果众生能随顺教导观察、修习，则会收获智慧、清净明了。佛智慧平等而没有分别，但因为众生的心态不一样，佛智慧因人而异，显现出不同的形态。

　　（原文：譬如大海，其水潜流四天下地及八十亿诸小洲中，有穿凿者无不得水，而彼大海不作分别："我出于水。"佛智海水亦复如是，流入一切众生心中，若诸众生观察境界、修习法门，则得智慧清净明了，而如来智平等无二、无有分别，但随众生心行异故，所得智慧各各不同。）

—— 八十卷《华严经》之如来出现品

一旦知晓无限的喜悦是超越感官而由智所了悟，一旦达到这个永恒的喜悦之境，便可安住其间。

一旦到达了这个境界，你会认为没有比这个成就更大的，你知道如何安住于此崇高的境界，纵然遭受最沉重痛苦的打击，你都不会有分毫动摇。

—— 《薄伽梵歌》第 6 章第 21 ~ 22 节

◎ 作用

与生命树之根连接，与祖先连接，与"上善若水"合一。

◎ 手印

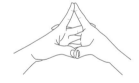

金字塔手印

◎ 步骤

1. 在头顶结金字塔手印，左、右侧卧帆船式身印，结仰面帆船式身印（如图 22、图 23、图 24 所示）。

2. "益西措姆"是一句藏文，是智慧之海的意思。一滴晶莹的露珠融进了海洋，露珠不见了，这就是益西措姆的境界。一叶小小的扁舟驶进了智慧的海洋，没有烦恼，也没有忧虑，自由自在，身心宁静舒泰。

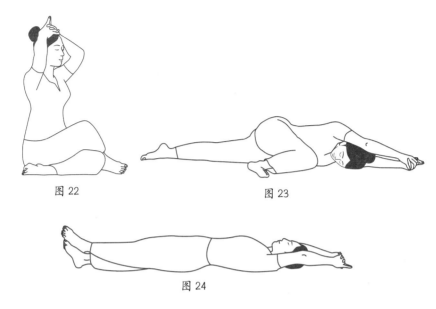

图 22

图 23

图 24

3. **观想**：在一望无际的大海中，自己犹如大海中一叶小小的扁舟。大海很平静、很深远，而我们是那么渺小，平时萦绕在心头的烦恼和不愉快都显得微不足道。身心深度放松，有一种安宁祥和的喜悦。

4. 结束动作：双手结金字塔手印，配合呼吸，仰卧起坐三次后坐正，双腿交叉，手结金字塔手印放置于头顶，心中默念三次六字大明咒（嗡嘛尼呗美吽）。

✤❀ 喜乐分享 ❀✤

与生命树之根连接，与祖先连接，与"上善若水"合一。

在接触喜乐瑜伽之前，我生命中的各种关系是冰冻且充满泪水的，与父母和亲族的关系也是断层状态。一开始在习练"益西措姆"这部功法时，我只能感受到身体的舒服、精神的放松，经常做到仰面式时就睡着了。但就在日复一日单纯的练习中，在大约五年后，我感受到了与祖先的连接。

在我记忆中，爷爷是盖房子的，他会在房子上贴各种颜色的玻璃，长大后，我才知道爷爷盖的是神明住的庙。直到整理爷爷的遗物时我发现，退休的爷爷仍不断地为许多寺庙义务提供设计图以作供养。当我看到一卷斑驳的手稿时震惊了，爷爷不识字却能画龙画凤！有一次，母亲家族的人邀我回去，探望许久未见的外婆，我从长辈口中得知，原来祖先传下来的土地，在早期曾捐献出来开学堂，在当时培养了许多学子，祖先的初发心为我们子孙后代造了福地。

"譬如大海，其水潜流四天下地及八十亿诸小洲中，有穿凿者无不得水……"

虽然刚开始练习时，我无法领会这句话的深意，但我想起一句引导词"大海很平静、很深远，而我们是那么渺小，就像一滴晶莹的露珠融进了海洋。这时，平日萦绕在心头的烦恼和不愉快，都显得微不足道"。对祖先有了更多的了解后，我体悟到一件事，有时我们无法"感觉到"与祖先的连接，那是因为我们会被假象蒙蔽，在关系冰冻时期，我们"无法看见地面以下更深的地方，但是只要凿得够深，海水就会涌现"。这个"凿"不是对表面敲打，纠结于事件表象，而是勇敢探索内在的光明本性，当认出自己的善良和勇敢背后是无条件的爱时，心中的爱和祖先的爱是没有分别的，终有一天，地表的冰会被爱融化，而过去的种种也会变得无足轻重。此刻的我与父母和亲族都有了喜乐和谐的联结，这是我练习喜乐瑜伽最大的收获，也因为实际生活的体现，我对这部功法有了更深入的理解。

——林慧如（中国，台湾，瑜伽教师）

————————➤•◀————————

当你初次听到"益西措姆（智慧之海）"这部功法的名称时，你是什么样的感觉呢？

我的眼前渐渐浮现一张笑脸，越来越清晰明朗，她用慈爱的眼睛注视着我，温柔的笑容慢慢扩散至整个美丽圣洁的脸庞，就这么看着我，看着我……我的内心非常安定与泰然，那许多年的乡愁及一步步走过的路仿佛找到了答案。这是我练习时突然感受到的画面，当自己与智慧之海连接相应时，总觉得有取之不尽、用之不完的"宝藏"。

　　由于上班的环境是久坐，长期下来臀部很疼，特别是尾椎。同时腰腹部也长期无力，整个人经常觉得累。通过坚持练习这部功法，特别是"右腿跨过左腿，双手在顶轮结金字塔手印……"这个体式，双腿跨坐调理了尾椎疼痛及腰腹无力，同时搭配双手在顶轮结金字塔手印时的双臂展开，自然而然地带动整个身体挺拔地向上舒展开来。身体的问题无形中都得到了解决，现在整个人非常挺拔，精气神十足。

　　在做左右帆船式时，整个五脏六腑被深度按摩，呼吸自然而然地深入且绵长，整个身心深度放松，每个细胞、神经末梢都自在轻松，连头发丝儿都觉得松下来了。做仰卧帆船式时，我感觉整个人在"自然生长"，脚向下无限延展，手向上无限延展，腰部也恢复自己本有的状态，有一个自然的弧度。真的超级舒服啊！以前我的后腰肾部在冬天会非常冰冷，除非对此部位采取专门的保暖，否则就算穿再厚也还是冰凉的，坚持这部功法一段时间后，这里不知不觉地很久没感到冰凉了，手摸上去暖暖的。

——杨光（美国，洛杉矶，退休人士）

喜乐瑜伽第九部　回归自然

智慧雨露

只个心心心是佛，十方世界最灵物，纵横妙用可怜生，一切不如心真实。

——弥勒佛偈语

凡所有相，皆是虚妄。若见诸相非相，即见如来。

——《金刚经》

如同日月平等普照大地和幽谷，如来智慧平等地普照一切万有，没有任何分别；只是因为众生的基础、欲念不一样，这才显现出种种不同的智慧光明。

（原文：譬如日月随时出现，大山、幽谷普照无私。如来智慧复亦如是，普照一切无有分别，随众生根欲不同，智慧光明种种有异。）

——八十卷《华严经》之如来出世品

佛心就是智慧。佛智慧不需要依靠任何外在而存在，就仿佛虚空不需要依靠任何其他东西而存在。

众生的种种喜乐，以及诸佛菩萨教导众生使用的种种方便法门，都来自佛智慧，而佛智慧不需要依靠任何外在而存在。

（原文：欲知诸佛心，当观佛智慧，佛智无依处，如空无所依。众生种种乐，及诸方便智，皆依佛智慧，佛智无依止。）

——八十卷《华严经》之如来出世品

◎ **作用**

这部功法属拙火瑜伽，可以破除生命中四个层面微细的障碍，开发潜能，直至觉醒；因为人的根基不同、因缘不同、身体和心理素质不同，这部功法会出现很多种可能性。

◎ **步骤**

1. 选择一个无干扰的环境，最好有活动的区域，周围没有桌角等容易磕碰的东西。

2. 自然站立，深呼吸几分钟之后进入自然呼吸。

3. 聆听 CD 中的《龙吟》《凤舞》和《飞天与彩云的对话》三首曲目，不需要观想，只是放空自己。也可以默念"空——""空——"来帮助入静。

（此处提到的三首梵音在源淼所著的《姥姥的灵悟天书》所附带的 CD 中。）

4. 如感觉到能量带领，请在觉察中臣服，顺其自然。

5. 大约半个小时之后，双手合十，感恩宇宙母亲沙克提能量的带领，然后静坐或平躺放松。

老师通过梵音和手印、身印产生的"灵力"与学生的"灵悟"沟通、加持和组合。接受梵音加持不同于音乐欣赏，也不同于一般的咒语。因此，要在一定的因缘和悟性的基础上实践这种"组合相应"。

关于拙火与拙火练习

拙火的藏文发音是"Tummo"，梵文发音是"旃陀离"。

在无上密瑜伽经典中，拙火有四种，分别是外火、内火、秘密火、空性火。外火降魔，内火医治、调理地、水、火、风四大元素，秘密火摧毁八万四千烦恼，空性火明心见性。拙火觉醒可使人生无上喜乐，从而进入明晰觉知的三摩地中。

拙火的传承一种是仪轨式，如"那洛六法"（"那洛巴大师六种成就法"的简称）中所讲，适用于出家人，特别是喇嘛。另一种是空行母传承，不落任何宗教形式，而从空性中显现形式，比较随意简单，适用于有灵性、有愿力的人，没有任何宗教约束。第一种仪轨式传承，要求人观想气、脉、明点，以坐姿为主，并着重于"灵热"。大概因为雪域高原天气寒冷，"热"可以检验修行的结果，但拙火的能量远远不止于"化冰取暖"。第二种空行母传承，更像"希瓦之舞"——与宇宙万象相应组合。我传授的是第二种，也叫昆达里尼－沙克提。昆达里尼是"觉醒之龙"，沙克提是"再生凤凰"。拙火之"拙"是猛烈的意思，"火"是光音天发光的本能。"拙火觉醒"是龙飞凤舞得大自在的实用法门。

从生命的四个层面说起

第一是身体。它是由地、水、火、风组成的粗糙体。地象征骨骼，水象征身体内的液体，火是体温，风是呼吸。当这四大元素不调时，人就病了；当四大元素分解时，人就死亡了。

第二是情绪体。对于一个人来说，情绪是相当重要的。七情六欲造成了人的衰老、疾病、事故等。一个很好的人，如果不能控制情绪，往往会做出蠢事，伤人或伤己。对于修行和健康的人来说，情绪的控制是相当重要的。动不动就着急生气或者喜形于色，是比较幼稚、肤浅的表现。

第三是心智体。它包括意识、理智、观念等，比情绪体更精细，其中有太多非自然的"垃圾"。如对五蕴的执着而产生的贪、嗔、痴、慢、疑，这是一个制造纷扰和麻烦的区域。

第四是天体。它精细到拥有72 000条脉，七轮，以及气、脉、明点等。天体是一个能量场，人类十分之九的潜能与它有关。当它被激发时会产生强烈的"灵能"，就像插上了电，感觉如水波荡漾，如气流动，如火燃烧。不仅对身心有调适的作用，而且还有把人领"回家"的超能力，这个"家"就是我们先天具备的光明本性。这个"激发""通电"的过程就叫"拙火开启"。

觉醒——让光明心当家做主

智慧之拙火的最终结果是燃烧掉身心的无明，让自性冲破被奴役的状态，使之回到大松弛、大柔软和大自在的状态。因此拙火经验只是助力，最终目的是将火升华为觉醒之光，让光明心当家做主。

这个过程使人从理论和所有的宗教形式中挣脱出来，回归自然，连接源头，让人从计较外在事物转而进入内在，与万有直接感应，有限的自我扩展为无限的本尊。是禅，是密，是老子的"上善若水"，是神龙在天、凤凰飞升（由弱变强，由痛苦变喜悦，由无明变智慧），也是"上帝与我同在"……因此拙火经验是超越宗教的。

那么怎样开启拙火？

有四个方法：用眼睛传导，用手触摸，用心想，最常用的是用梵音启动"光源"。关于梵音的原理我已经在《姥姥的灵悟天书》中阐述过，这也是无上瑜伽的一种方法：通过一个人来传递拙火，激发拙火。因此，它与开启人的心力有很大的关系，同样，与被开启人的心力也有很大的关系。两者之间是开放的，彼此信任，不是怀疑评判，也不是欣赏。在西藏密宗中，开启拙火叫作密法加持，被加持者的"灵悟"很重要。宇宙像太阳般无选择、无分别心地把阳光遍洒人间。然而，由于地面上的障碍物，有些地方会出现阴影，但那不是太阳的问题，而是障碍物的问题。因此，"加持"是双方的合作，"加"给了之后，要靠自己的信念和精进"持"之以恒。

因为很多人不懂这种状况，所以有极少数人被误解，甚至导致精神失常，或有生命危险。怎么办呢？你首先要树立安全感。我引见一位大护法神给你，他的名字叫"清净心"。如果你接受了他，你便是安全的，是幸运的。请记住，一切现象都不过是心的游戏，如果一路"观"进去，你找不到任何令人恐惧之物。

拙火现象

拙火的特质是向内寻根，向外扩张，而且有极敏锐的追踪能力。它很诚实地面对人的身体之道，不造作，不虚伪，往往从最粗糙的层面开始实际的清理工作，犹如一个由高明的宇宙设计师设定的智能洗衣机，它清楚地知道最先做什么，然后做什么，哪件衣服需要强力揉搓，哪件需要弱洗……一切程序来源于自然的大秩序。

拙火觉醒的过程，往往先有一些相火（表相）现象：

A. 身体反应

最初感觉有一种能量充满了身心，有发暖、发胀、发凉、发麻等超生理现象。这时，那种能量开始运行，力量很大，你受它的牵引晃动身体、旋转、后退、举手投足、奔跑跳跃，甚至在它的带动下，你会不由自主地躺在地上打滚——因为现代人生活在被高科技污染的环境中，一些不易觉察的病毒需要通过五行中的土来化解。

例1：有一个患颈椎病的人，在拙火启动后，他被牵引着转动脖子。平时，如果他主动转脖子，会感到很困难，但在拙火的帮助下，他并不觉得太痛，就这样转哪转，某一天不再转了，他发觉多年的颈椎病状况好转了。然后，拙火又带着他做新的动作：右手不停地拍打心脏部位，拍打的力量很大，听起来怪吓人的，而在平时他是舍不得这样拍打的，但是现在拍打起来很轻松，也觉得很舒服。这样练了一段时间后，他去看医生，医生检查后告诉他：你的心血管状况已经改善，不需要再吃那么多药了！

例2：另有一些人，拙火刚启动时，他感觉非常不舒服，在身体律动的过程中想呕吐、头昏，或者有其他症状。他想自己应该舒服才是，怎么生病了？其实，这是正常现象，一些病被排出来了，另外一些隐藏的痼疾也被激发出来，接受清理，呕吐和头昏等不良感觉正是排毒的过程。那是一种化了妆的祝福——正因为这个身体患病的缘起，我们才有机会面对"自然"中那个无病的自己。另外就是，在拙火这个"全能量"的关照下，我们的感官似乎也发生了变化，表现在睡眠、饮食、嗅觉等不同方面。不能吃冷食的，忽然想吃冰激凌；一直偏爱肉食的，忽然对素食产生了兴趣；或者从对某类水果的偏爱，转向了其他的食物。

这个身体反应的过程是"相火"的阶段。

B. 情绪体反应

拙火启动之后会出现不同的情绪，那是在排解和释放，从而达到平衡。有些情绪积压太久，拙火可以把这些最深的负面情绪化解掉，因为负面情绪是最沉重的能量，可以导致身体疾病。这个时候，要让那个"真我"抽离出来，以"慧眼"而不是冷眼旁观那个身处好戏中含笑带泪的"我"，但不要落入意识心之中。

C. 心智体反应

心智体渐渐从主导角度变成旁观角度，他看到自己的身体被一种更高深、更强大的能量调理、治疗。这对于一板一眼、紧张机械的思维模式起到了挑战和"耗散"作用。那个先天的存在是什么？它的背景究竟有多广阔？除了调理、治疗自己的身体，有没有其他的潜力？

说不定你会看到超自然的光，看到摩尼宝蓝珍珠或者是看到其他空间的景象。也许你的顶轮、眉间轮、喉轮、心轮会有特别的感觉。你可能会不由自主地发出某种声音——不要紧张，顺其自然，无论经验到什么都属于正常现象。因为我们本来就生活在多维空间，只不过以前灵性的眼睛在睡觉，现在醒了，看见了实相，如此而已。还有就是梦境发生了变化，在梦中，你会有一些新奇的经历。

更为有趣的是：从来没有学过瑜伽或太极的人，也受拙火的牵动，练起了瑜伽或太极，或者跳起了 108 种希瓦之舞——所有的动作都是让心智去挣脱有限且熟悉的无意识，以便培养最高秩序的知觉。

从来不懂治疗的人，这时忽然有了能量，想去帮助人，或是忽然有了预知能力——你觉得神在向你招手了，这时要特别警觉沾沾自喜的骄傲心理，要诚实对待自己。

心智体的另一种反应说起来很有趣：有的人平时自信而有主见，很难虔诚地相信什么，一不小心拙火被启动了，竟然不由自主地跪下祈祷，而且祈祷和忏悔个不停。这是拙火之光在对治心灵上的偏见，从而出现的超心理现象，也可能是拙火的追踪能力引发了"倒带"现象——你瞄了一眼潜意识。在这个过程当中，要敢于放开所有的执着，直到一无所有，然后以平常心去体验。无期盼，无预设，无分析，无模仿，成为一个不动的中心。实相中的"我"了了分明地看着幻相中的"我"，如何借假修真。不瞄准的时候，击中了自己的潜能，由识转智。

在无目的中达到大目的。

在无规律中合乎大规律。

这是一个空的境界，到了这个境界，才有可能启动真正的拙火。这样才能发生一个最大、最终的奇迹，没有开始，也没有结束——你回到了宇宙的源头！

严肃的忠告

回"家"的感觉真好！

有人会问：我需要多久才能经验到这美妙的境界？

在东方，由于上千年来对气脉的特征没有一个清晰的认识，结果出现了时间上的不同规定，事实上，很多实践证明，时间的长短完全取决于个人，在正念、正信、正精进的背景下，只要舍得或者是敢于"耗散"掉长久以来的坏习性，当下消业，你就有一个身心圆满的起点。

拙火对燃烧业力网有着强大而不可思议的作用，在特殊因缘中，甚至可以逢凶化吉，但是，这并不意味着它获得了某种豁免权，重要的是它会培养我们"快乐"的能力，在灾难和苦痛面前，我们仍然能够从容优雅、自在安详，这是拙火觉醒给人们的祝福。

"拙火练习"最忌讳的是冥思苦想以及刻意追求和模仿，任何功利和急于求成的心态都是严格禁止的，所谓用神通谋私利招来报应，"走火入魔"，完全是由于自己违反了原则，放纵了颠倒梦想的结果。要知道，万法本空，唯伎俩害人。因此，我提倡：

有愿无执着，

精进不刻意，

珍惜不陷溺，

欢喜无功利，

尽管风光无限，但不滞留，无忘返。

❧ 喜乐分享 ❧

大约八年前，我有幸见到了源淼老师。那天源淼老师说，她会带着大家放松自在地玩，后来我才知道是老师给大家启动了"拙火"。我当时去那里，是陪同家人参加连续七天的活动。

开始的时候我不以为意，只是很好奇。但在老师梵音的高能量振动下，我这个"旁观者"也被启动了。之后，我天天修炼喜乐瑜伽，从不间断。从中我到底领悟到了什么呢？拙火觉醒是"智慧"的苏醒。因为我们的无明使得自性能量不开显了。老师说拙火觉醒可以把我们带回"家"。这个"家"，不是我们的意识心所能想象的"家"，是我们人人本具自性的家。

一次次的经验让我知道我的"家"在哪里，那里的深沉与宁静如同没有身体与呼吸，只有纯净的喜悦，那是言语无法形容的。

当在那无边无际的觉性里去观看身体的时候，你才会领悟到身体是多么渺小，小得如同一粒沙子，但这粒小小的沙子，却能容得下那无边无际的宇宙。所以说拙火觉醒有着不可思议的神奇力量。它的摄受力是如此地微妙！

——孙慧民（美国，波多马克，房地产从业人员）

第二篇

喜乐智慧

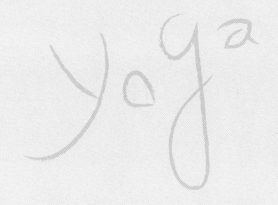

喜乐瑜伽的身体部分叫"有相瑜伽"，通过对人体四大元素——地、水、火、风——的调理，改变人体的"风水"，从而达到强身健体、抗病防衰的效果。喜乐瑜伽的"无相部分"，通过观想及意识净化，使人心量扩大，释放并提升内在的无限潜能，从而获得智慧，即参悟人生、战胜烦恼的能力。因此，喜乐瑜伽旨在引导修习者在每天的生活中充满喜乐智慧。这样的人内心深处恬静无忧，不会受到外在环境的干扰，身体本身自成喜乐境地，既无内心冲突，又无外在刺激，因此，身心内外可以称为"和平区域"。真正的修炼，到了这个层次，一言一行就是喜乐瑜伽的境界了。

在"喜乐智慧分享"这部分，我们汇集了一些来自东西方的不同社会领域的学生修习喜乐瑜伽后的经验和体会。我们粗略地将这部分分为"有相引导"和"无相参悟"两章。"有相引导"着重于分享修习喜乐瑜伽的具体经验；"无相参悟"则更多地反映了学生们在修习了喜乐瑜伽，或是经历了源淼老师其他种种配合喜乐瑜伽的实地教学后的体会，及如何将"喜乐智慧"应用在每天的生活中。

　　"有相引导"和"无相参悟"二者合一，才是完整的"喜乐瑜伽"，才能带领你体验真实不虚的宇宙中最祥瑞的凤凰能量——"自歌自舞，见则天下太平"——从而活出生命自由自在、海阔天高、喜乐无忧的大格局。

　　祝福你！

第一章

凤凰传承·喜乐智慧之『有相引导』

喜乐瑜伽，燃烧我身心的卡路里

王莉（中国，北京，自由职业）

曾经有道脑筋急转弯题：孙悟空在太上老君的炼丹炉里说了句什么话？

答案是：燃烧我的卡路里！孙大圣喊出了我心底的伟大目标：燃烧我的卡路里！——让我身轻如燕，灿烂如花！

三年前，40 岁的我穿越到唐朝一定是绝色佳人。因为我曾经的体重大概是 150 斤。但现实是网购不到时空穿梭器，我只好选择减肥。我用尽了各种办法，甚至曾经一个月不吃晚餐，倒是瘦了几斤，只是后来饿劲爆发，又自控不住，狂吃起来，最后，我的体重无情地反弹了！人到中年，鸡零狗碎的生活压力接踵而至，有时候吃吃喝喝也能消愁解闷，于是，我在肥胖的路上越走越远。

就在我很沮丧的时候，闺蜜告诉我一款神器——喜乐瑜伽，据说对身肥油腻、心里蒙油的家伙有神秘效应。我心想真是天无绝人之路啊，试试呗。不过我体胖且肢体发硬，瑜伽垫子上的体位根本做不到位，就想跑掉。

喜乐瑜伽老师看穿了我的心思，于是带我到户外行禅，教导我"知足常乐"。"知足"就是感受并清晰自己的每一个步伐。通常步履匆匆的我早已习惯了下意识行走，当我止语静心，悉心感受着自己放缓迈出的每一个脚步时，清晰地感受着脚跟至脚尖如何接触大地，身心开始变得宁静。

老师还让我静心与身外的大自然连接，我这才明白这也是瑜伽。这完全颠覆了我以前对瑜伽的印象！原来瑜伽这么简单有趣啊！感受着云舒云卷，感受着微风吹拂过指尖的温柔，倾听小鸟的欢鸣，我的负面情绪得以释放，整个人都沉静下来了。

后来我还学习了禅睡，聆听瑜伽语音调理身心，简直太放松、太舒服了！有时在课堂上禅睡时，都会流哈喇子打呼噜……就这样，老师看似随意，却教了我很多连接喜乐的方法，使我的身心获益良多。

我越来越喜欢喜乐瑜伽的课堂，也渐渐不怵学习体位了。通过练习我才发现，体式是更好的与喜悦连接的方式。比如第一部"天地之间"，观想坐在苍天与大地之间，让大自然里最纯净的光明流入身体的每一个细胞，这种"以一念代万念"的方法让身心迅速从疲惫中解脱出来，宁静的喜乐渐渐从内心升起。

学习之初，我是在家笨拙地练习，后来想，既然功法名称是"天

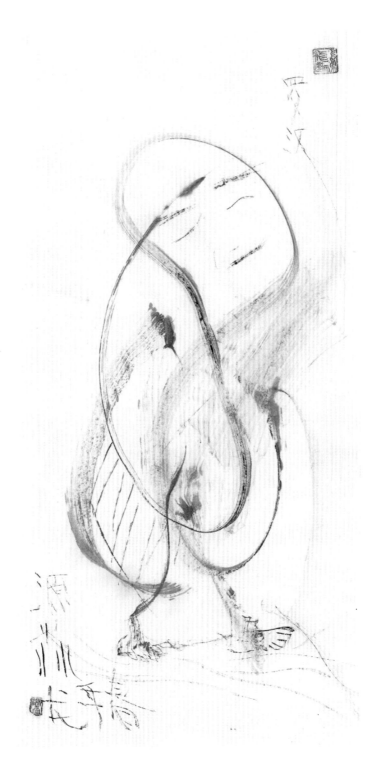

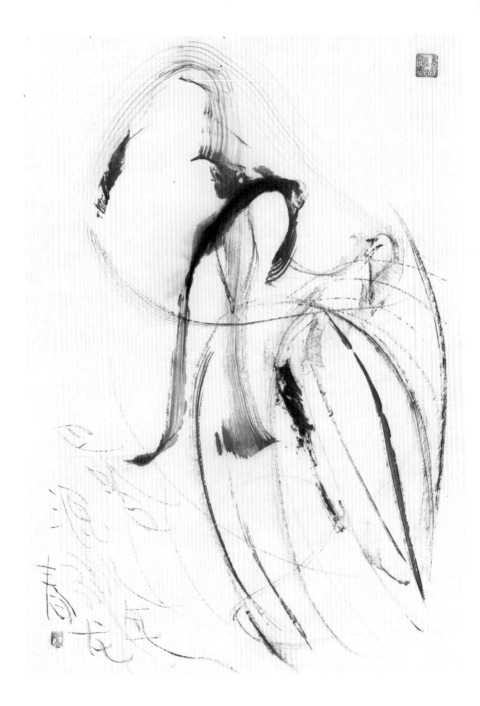

地之间"，就去天地之间练习吧！天气适宜的时候，我就在林间、在开阔的户外做练习，让阳光照在身上，我感受到阳光的温暖力量注入内心。我慢慢地体会到天地给予的大爱如此深厚而永久，这也唤醒了自己对天地的感恩与爱。天地之子收获了多么深厚的爱，心里的孤独与郁闷感也消散了很多！这样经常和天地的辽阔广博相连接，我的心怀也渐渐变得开阔而坦荡。快乐的心就像孙悟空一样，在云上翻跟头！

同时，我也渐渐体会到了喜乐瑜伽所提倡的"单纯的头脑，空灵的心，聪明的身体"：让使用过度，被各种知识、道理塞满的头脑单纯一些，让疲惫的身体得以充电调理，学会聪明地去感受、倾听身体，喜乐的能量会冲洗掉内心深处的黑暗忧虑，让心逐渐空灵。

因为经常练习喜乐瑜伽，我的身体真的渐渐聪明起来。我原来特别能吃，但很多时候并不是因为饥饿而吃，而是因为贪吃或为了宣泄情绪。现在饱的知觉比以前要敏感，吃到一定的量后，感觉不饿了就不会想再吃，不知不觉中，我的体重减轻了不少。现在我的体重比以前减了10多斤，居然没反弹！

喜乐瑜伽看似简易却威力强大，很适合现代紧张忙碌的人习练。一起来练习喜乐瑜伽吧！烧掉肉体与心灵多余的卡路里，瘦身又减负，让我们做个轻松自在的喜乐佳人吧！

永远深深地感谢，亲爱的喜乐瑜伽

王玮璇（中国，台湾，家庭主妇）

2018 年 1 月初，我的身体检查出大问题，必须开刀。人生第一次感觉死亡离得那么近，我悲伤、痛苦又无助，即使身边有亲友的陪伴关怀，仍无法减弱我心中的那团黑暗。记得开刀前一晚，我全身无法控制地发抖，直到隔天早上进手术室。虽然我不断告诉自己："你是佛弟子，你可以的，制心一处，无事不办……"但当时的心灵学习仅止于头脑的知识层面，面对这样的考验根本无济于事。手术后，我睁开眼看到妈妈，便开始流着泪问道："医生说结果是好的吗？"感谢上天，我过关了！可出院后我的心里一直有个阴影，害怕自己会再生病。没料到几天后，我因手术后遗症"肠梗阻"再次住院。当时因为身体、心理、环境的种种因素，我完全无法入睡，整整被折磨了 8 天，犹如身处人间地狱。出院时，我瘦到只剩 36 公斤，几乎不成人形。回到家后，我怕吃东西排不出来、怕睡不着，也害怕再生病，最基本的生理需求成了恐惧与磨难，心理的负累与日俱增。其间，我尝试过运动、某个派别的能量疗法，但没起太大作用，说教式或心灵鸡汤式的开导也没帮助，有时反而造成更多无力感与自我批判。后来我有了很不好的念头，与其说是想寻死，更应说是我不敢活着。我觉得我的人生变得破破烂烂，看不见未来与希望，我用仅存的力气，如此悲伤地、绝望而无助地一次次在心中呼喊："请救救我。"

仿若在漆黑暗夜之中踽踽独行的我，此时看见远方出现了一把火炬。

在那段身心煎熬的日子，挚友每天都会打电话关心我。有一天她跟我说她在南投县参加喜乐瑜伽的僻静营，跟我分享同学们习练的心得，还传了她在草地上的照片，她看起来好轻松，自在又开心。当时心如槁木死灰的我，心中生起了好奇与兴趣：什么是喜乐瑜伽？我可以学吗？

2018 年 3 月 10 日，我开始习练喜乐瑜伽。由于我所居住的高雄没有喜乐瑜伽教师，在挚友与她的喜乐瑜伽教师温暖有爱的协助下，我透过视频开始学习喜乐瑜伽。那时我抱着"死马当活马医"的心态，每天练习三回金刚龙之风呼吸与八部功法。没想到，经过一个多月的习练，那笼罩着我的沉重、低频的暗黑风暴慢慢地平稳下来，我觉得放松了一些，比较能够安住在当下了。这时，挚友邀我参加由资深喜乐瑜伽教师所带领的一日精进班，我立刻答应了。

活动当天进到会场时，正播放着一首曲子，我内心被深深地触动，眼泪不由自主地一直流，那是我第一次听到梵音，是源淼老师吟诵的"观世音菩萨"。那天的精进班里，喜乐瑜伽教师们带领着学子唱诵梵音，练习不同的瑜伽呼吸与体位，引领着我们行禅，还传达心法……课程内容深入、能量饱满，但我在课程中觉得胸口的那团痛苦更加明显且深刻，近乎窒息，现在回想起来，那是能量正在调频、清理与释放。课后，我请挚友陪我去和带课的喜乐瑜伽教师谈谈。在对谈中，我得到许多鼓励并对自己的状况有更多的"看见"。我带着收获满满的"法宝"、前行的信心与勇气回到日常生活里。除了每日练习功课，我只要一有空就做"三吸一呼"的呼吸法，日复一日。某一天，我静下来检视自己，赫然发现，原来我从精进班回来，胸口那团痛苦就消失无踪了！那种感动、感谢与喜悦，非笔墨所能形容，却已写进我的生命里。

在这些喜乐的突破与见证后，我持续练习喜乐瑜伽、唱诵梵音，也常听源淼老师吟诵的梵音、读老师的书（《时时可死，步步为生》《姥姥的灵悟天书》）。接触喜乐瑜伽半年后，常常有人说我看起来气色很好；我也感觉自己由内而外变得强壮了，不仅长胖回来，心也有了力量，甚至还把自己那场病的前因后果看懂了。原本生命中那一再重复的"考题"，那只有三个错误选项的试题，如今我看见了答案的新的选项，当意识扩展了一分，生命也跟着宽一分。

修习喜乐瑜伽不仅拯救并改变了我的生命，还拯救了我的至爱家人。去年猝不及防、剧烈震荡的股市波澜，令我的家人陷入低谷绝境。看着家人萎靡不振、万念俱灰，我很担忧，也很害怕会失去他，我向上天呼救，向喜乐瑜伽教师求助，询问适合的调理方法。透过喜乐瑜伽呼吸、拍打、吟诵、手指瑜伽，家人慢慢有了笑容，身心恢复平稳与和谐。

一路走来的种种考验让我深刻体会到，当考验的境界现于眼前，不论道理或教法多高深、殊胜，纸上谈兵的理论都不堪一击，脚踏实地修养出的真功夫才能让人有底气、有力量去转化自己的状态并能帮助别人。每一次的超越与见证，都让我深深感恩、赞叹、顶礼喜乐瑜伽智慧的慈悲传承与力量！深深感恩一路以来喜乐瑜伽教师们的爱、良善与善巧引导！也感谢自己在生命的暴风雨中没有放弃，而是砥砺前行。

时至今日，我练习喜乐瑜伽已有三年多，其间我曾对喜乐瑜伽异常执着，每天一定要练三大回，等等，精进里有太用力的紧绷。后来，经由身边的人与喜乐瑜伽教师的提醒，我留意并调整自己的心态，了解到实修必须坚持，但这份坚持必须保有弹性与觉察才不会落入执着。现在，我仍然每天练习喜乐瑜伽，而且有幸参加由资深喜乐瑜伽教师所带领的课程，跟着老师从头开始走过八部功法。在再熟悉不过的八部功法之中，我惊喜地、惊叹地、更加深入地体会和感受到其所蕴含的精神力，并打破了某些旧有的自我设限，真实地感觉到喜乐瑜伽的底蕴和内涵是如此地丰厚而无尽。

对我而言，喜乐瑜伽不是一夜奇迹，而是一步一个脚印所走出的康庄大道。喜乐瑜伽如水，朴实无华亦至为纯粹、清净，能洗去身心尘埃与晦暗。喜乐瑜伽如阳光，平等地普照，只要你愿意把心的窗帘拉开，光便照进来，满室灿然。喜乐瑜伽是我与生命缔结的美丽盟约。菩提路遥，但只要一步步走，终有一天会抵达。期许自己做个实实在在的瑜伽行者，联结家人以及有缘人一同扬升，在光中回归源头。

苦练七十二变，笑对八十一难

梁雪芳（中国，上海　英语培训教师）

　　我从 2013 年遇见源淼老师，到今年已经有九个年头了。回想起自己一路跌跌撞撞，从一个懵懂困惑的"蒙童"走到今天，我的心中充满感慨和感恩。

　　每年我都会参加源淼老师的工作坊。最开始上老师的课是为了寻求心灵"按摩"和安慰。参加工作坊的那几天，我就像在天堂一样美好，人世间所有的问题好像都被解决了，身心被滋养疗愈着。接着，我带着这种喜乐健康的能量回到生活中，状态也能持续一段时间。随着生活、工作中不断出现新的问题，我又会回到旧模式，负面情绪再次累积起来。我问自己：为什么老是陷入这种循环的游戏中呢？内心的答案是：因为没有在自己身心上下功夫！

　　之前很多年我都没有真正地好好练习喜乐瑜伽，总是三天打鱼两天晒网，身体僵硬，气脉也不通畅，所以情绪问题还是在那里。

只不过之前在源淼老师的课上充了电，能量充足，当能量被渐渐消耗光时，又回到那种没电、没能量的状态中了。我并没有从根源上解决问题，没有在气脉上下功夫。貌似道理在头脑层面都明白了，但是自己就是做不到，因为身体积压了太久的郁结，各种情绪垃圾又没有被清理和净化，它们会一直储存在细胞里，而细胞是有见闻觉知的。我们的气脉就像一根水管，刚开始很通畅，时间久了里面就会有一层厚厚的污垢，如果不及时清理，污垢就会越积越多，从而导致后面水流变慢，甚至整个管子都堵住了，身心就会出问题，疾病就来了。

直到 2019 年跟随源淼老师参加埃及游学，我心中好像被开启了一扇门，有个隐隐约约的声音在说：我真的要开始修行了，真心发愿要追求心灵解脱了。我要去"如是我证"，而不是还停留在"如是我闻"的阶段。怎么证呢？既然是身心灵修持，那就从身体开始，先验证喜乐瑜伽在自己身上的变化吧！当我真正开始实修的时候，喜乐瑜伽和喜乐智慧带给我的蜕变是全方位的！

通过不断的练习参悟，我更加深刻地体会到什么是"喜乐瑜伽"。喜乐瑜伽的九部功法是透过调理人体"地、水、火、风"四大要素来改善人体的"风水"，使粗糙转为精细，从而达到强身健体、防病抗病的效果。而参悟和了知则使人心量扩大，释放并提升内在的无限潜能，从而获得战胜烦恼的能力。瑜伽分为有相瑜伽和无相瑜伽，有相和无相缺一不可，两者相应，才是"喜乐瑜伽"。

在喜乐瑜伽八部功法中，我非常有体会的是第四部"笑口常开"。

第一个层面："笑口常开"传递的喜乐能量，帮助我化解了心中的千千结，从严肃认真变得轻松活泼，经常没有理由地开怀大笑。

我之前是一个不爱笑的人。以前当英语老师，我总是一副严肃认真的样子，再加上生活中的种种经历，我越来越不会笑。记得有一次，我对自己说："如果无法处理好自己的情绪，不能体会喜乐瑜伽所传递出来的喜乐能量，怎么能真正把这一份喜乐传递给家人、朋友和其他人呢？"所以我下定决心，给自己布置了一个任务：坚持 21 天练习"笑口常开"，我想看看到底会发生什么。每次练习前，我都会大声朗读前面的智慧语录，然后才正式进入体位练习。一开始我是在家里练习，突然有一天，心中有股冲动，要到户外去。于是，我跟随自己内心的冲动走向户外练习。实践证明，在户外练习这部功法的体验感确实更好。我特别享受：吸气时，双臂向两边无限地延伸，去拥抱大自然，拥抱宇宙，观想把大自然中最清新的、喜乐的能量吸进来；呼气时，观想把身心那些浊气和负面的情绪统统都呼出去了。我不断重复着吸气、呼气，再配合动作的舒展，每次练完之后，我都感觉自己的心胸开阔了，更加有空间了，心量一点点扩大。随着自己心量的扩大，意识之门一层一层被打开，我开始从有形、有相的三维空间，想要探索多维时空的无形，想要探个究竟，什么才是真正的喜乐。

有时候，我会静静地闭上眼睛，观想自己面对一片蔚蓝的大海，心里那些紧张、压力、烦恼以及不愉快的情绪，随着呼气，统统消散在广阔的大海中。随着不断的练习，那些情绪不知不觉就烟消云散了，我感觉心中充满了阳光，心里的淤堵被一点点冲开，身心越来越舒畅，一呼一吸都是那么光明和美好，心中不禁想起了源淼老师的教导："大心中挂不住小事，小心中也装不下大的生命蓝图。"只有自己心量不断地扩大再扩大，才会发现平时那些纠结的烦恼和问题不再是什么大事难题了。我深刻体会到，为什么会有这么多烦恼和解不开的心结，其根本原因就是：意识空间过于狭隘，只盯着自己那一亩三分地，太把自己当回事，太过于执着黑白、是非、对错。当意识层面不断被拔高时，看待问题的角度就会更加多元化、更加立体，这样就能找到解决烦恼的根本办法。就像当一个人站在山顶上时，再回头看看自己的那块小田地，那是多么地渺小和微不足道哇！

另外，由于现代人用脑过度，忽视了身体的直接感受，渐渐地，身体变得越来越麻木，感知能力也越来越差。喜乐瑜伽中瑜伽语音的练习，能非常单纯又直接地对治这些问题，尤其"笑口常开"第三和第四的体位中就加入了瑜伽语音"嗡啊吽"。在原来呼吸的基础上加入了声音的振动，简单直接地粉碎头脑中概念性的东西和偏知偏见，冲破情绪上的淤堵，融化心中的寒冰。所以这部功法能够深入地帮助我们清理身心的一些顽固习性和负面能量，同时，喉轮、心轮的脉结也会被慢慢地打开。

我特别喜爱这部分的练习，当自己全身心地投入练习时，头脑完全放空，没有任何杂念，只是单纯地享受当下这一刻的能量振动，感觉身心和蓝天、白云融为一体，我就是大自然的一部分，我是光的一部分。仿佛过了很久很久，我睁开眼睛，抬头看着蓝天白云、周围的花草树木和灿烂的阳光，心中有种莫名的喜悦感，忍不住地感叹：生命是如此美好和珍贵，活着的感觉真好！

第二个层面：经历"无常"的历练之后，依然保持对生命的热忱和活力。

随着身心的变化，我开始深入地了解这一部功法所蕴含的丰富的精神能量。当一个人处在各方面都十分顺利的情况下，是非常容易"笑口常开"的。但是当你遇到了重大的人生挫折，甚至生死考验的时候，能否依然开怀大笑，保持一份喜乐的心态呢？

最近两年经历了新冠肺炎疫情的肆虐和亲人的突然离世后，我深刻感悟到：无常就是生命的本质。只要我们活着，就会有各种无常发生，我们要学会和无常做游戏，而不是充满恐惧和逃避。这让我想起源淼老师的教导："唯有苦练七十二变，方能笑对八十一难。"唯有经历了人间种种磨难的历练，并且把它们当作是佛考而不是魔考的时候，智慧才会升起来，正知正觉才会升起来，这样我们才能够像弥勒佛老爷爷那样，"大肚能容容天下难容之事，开口常笑笑天下可笑之人"。也许，这才是真正的喜乐吧！

市井小民体验喜乐瑜伽

王珍（美国，长堤，会计文书专员）

　　平常上班的日子，早上起床有多难啊！星期六我原可以赖床一天，一大早却很自然地醒了。我轻手轻脚地钻出暖和的被窝，先生在旁边嘟囔："外面好冷，夜里下过雨，草地都是湿的，别去了吧！"我不置可否。梳洗之后，我带着瑜伽垫，在冷风中开车来到公园。果不其然，其他一些忠实会友也陆续出现。今年的洛杉矶真是特别冷，小公园在雨后显得很是冷清，公园里除了我们，就只有鸟儿们在树上叽叽喳喳，像是在欢迎我们的到来。在老师的带领之下，我们开始练习汲取天地精华、探索肢体极限、激发心灵潜能的喜乐瑜伽。

　　在开始习练喜乐瑜伽的前一年，很少头疼的我，那几天后脑忽然有种异样的胀痛，想想可能是下车时不小心碰到了头，我就没在意。几天之后，不但头疼没好，上班时我还差点儿昏倒，只好去看医生，结果当时就被送进了急诊室，CT 扫描结果显示颅下有一层薄薄的淤血。我住了三天院后回家继续疗养，让血慢慢自然疏通。好在我身体没有大碍，只是从此以后平衡感欠佳。我想可能是喜乐瑜伽提醒了我。

刚开始练习喜乐瑜伽时，我单脚站立时总是摇摇晃晃，跳半天才能稳住。三年之后，第五部"智慧之剑"是我的最爱：单脚站立，另一只脚后伸，一只手握住后探的脚踝，另一只手臂前伸展翅，就像老师说的"探索极限"，我整个人如同一只大雁翩然展翅，飞上一望无际的蓝天，是那么自在、那么无拘无束、那么欢愉，又那么平稳！

我的身体一向不大硬朗，常常感到胸闷气短。有人说游泳可以练气，可惜我游泳不会换气，只有先生随侍在侧的时候才敢憋着一口气游动几下，然后赶紧探头出水，喘几口大气后再继续，多年来从来都没有进步，后来也就放弃了。去年年底，我和几位友人结伴到巴厘岛度假，下榻的酒店内就有个大游泳池。天气炎热，蛙鸣鸟噪，见池水清碧，我和先生决定探水入池，享受清凉，我一时兴起，重施故技，来了个一口气游泳功，深深地吸气后，双脚一蹬，稳稳向前。待探出头来时，只听先生吃惊地大叫："哇！你怎么一口气那么长，从那头游到这头来了？真棒！"我自己也有些目瞪口呆。这一定是拜喜乐瑜伽所赐，老师"吸气、屏息、呼气"的口令声声在耳，让我形成了深呼吸运气的内在潜能。

　　真是感谢老师三年来充满爱心和耐心的引导。对我们这些庸庸碌碌的市井小民来说，明心见性是那么遥不可及，但是喜乐瑜伽无疑替我们搭了一座桥，让我们有机会一窥修行乐土。我们是幸运的有缘人，每个星期六风雨无阻地到公园来聚首，一起享受南加州的蓝天、白云、繁花、绿草、鸟啼、虫鸣、艳阳和轻风，一起接受大自然、大宇宙的潜移默化。在这深深的一呼一吸中，我们汲取着天地的精华，探索着肢体和心灵的极限，在放空了的脑子里，只有天地的和谐、宇宙的眷顾、人间的幸福。我们这一群再普通不过的平凡人，似乎一下子也成了既具仙风道骨又天赋异禀的人上人！

结识喜乐瑜伽

刘世文（美国，拉帕玛，中医师）

　　我第一次听到"瑜伽"这个词是在三十多年前，我曾在电视上看到过这样一个画面：海浪轻轻地拍打着礁石，一个长发飘飘、若仙若人的女子盘腿坐在沙滩上。第二次是在十几年前，听说有人在练瑜伽，我认为那是不愁吃喝的闲人玩的游戏。第三次是在三年前，我结识了一个和我一样的普通人，她告诉我，她跟随源淼老师练了八年的喜乐瑜伽，从此改变了人生理念，全身清爽，充满喜乐。瑜伽不就是拉拉筋骨嘛，还能改变人生？可是看她确实健康、朝气蓬勃、满脸笑容，我被她的诚恳感动了。从此，她带领我这个普通人走进了喜乐瑜伽。

　　在美国生活的人都有一种紧迫感，这种紧迫感来自外界，也来自内心，特别是新移民，恨不得一天当两天来用，认为有了物质基础才有资格谈喜乐。我们用革命加拼命的精神填平了物质的差距，创造了喜乐的生活。

我是一名中医师，自己开诊所，十几年来都是星期六开诊，喜乐瑜伽的练习时间正好与我的工作时间冲突。按照往常习惯，我是不会因为自己的任何原因占用或改变挣钱的时间的。可是三年来，我从不情愿到开心地占用挣钱的时间去享受这愉悦的、贯穿天地之灵气的喜乐瑜伽。随着时间的推移，我收获了更好的体质、灵活的肢体、充沛的精力、放松的心灵、相互的关爱，这一切都是金钱所不能给予的，而这一切又是人生最为重要的。我用得到的健康延续了工作时间。

通过喜乐瑜伽，我结识了许多同学，我们之间有了更广泛的交流，我们对音乐、文学都有共同的兴趣和爱好，有空就在一起交流怎样才能变得更快乐，其中班长兼老师告诉我，她在跟随源淼老师后，领悟到简单的喜乐会超脱物质生活对人生的困扰。她对喜乐的追求乐此不疲，平日上班，周末修炼佛法，闭关修身养性。我对她的人生理念充满好奇：是什么让她如此轻松快乐？我什么都有了，却没有她快乐。她什么都不愁，只有快乐，她的无穷快乐感染着我，我紧跟着她，想学习她的快乐。她用了四年时间学习弹奏古筝，我也跟随她学古筝，悠悠扬扬的琴声为我的生活添加了五颜六色的喜乐音符。

对于迈入中老年队伍的人来说，还有什么比得到健康和喜乐更珍贵的吗？对物质生活的要求，多少才能满足？付出全部人生来满足那无止境的物质欲望值得吗？在喜乐瑜伽的修炼中，我静静地问自己：喜乐确实是唾手可得，我为什么把自己捆绑在难以填平的欲望沟壑中呢？现在我走出来了，提醒那些低头只顾汲汲营营的朋友们：纵然拥有了全世界，却失掉了身心的宁静、喜悦，值得吗？

瑜伽智慧和疗愈癌症

苏珊·萨特勒（美国，索诺马县，心理治疗师）

　　那是 2004 年的夏天，在美国加利福尼亚州马林县的一个叫
"公开秘密"的书店里，我第一次见到源淼老师。我是一个心理
治疗师，我的一位客户刚刚自杀。当时我感到非常绝望，于是去
这家书店打坐。那天发生了我和源淼老师许多"巧合"中的第一
个巧合。在书店里，我看到一张大海报上写着精神导师源淼将于
那天晚上在这家书店发表演讲。于是，我决定留下来听她的演讲。
就像她以后每一次的教学一样，对我来说，那是一个神奇的晚上。
我还第一次接触了她的手印和梵音。有一天，我收到一封电子邮
件，说一个名叫蓝珍珠的工作坊即将成立，这个团体以学习和练
习源淼老师的教法为主。我很高兴，因为自从第一次见到源淼老
师以后，我就想有更多的机会与她接触。我开始学习她的一些基
本教法，同时觉得自己对观世音菩萨特别有信心。

那时我并不知道自己的生命将面临一个巨大的挑战。2007年1月，我被诊断出患有三级第三阶段的非何杰金氏淋巴瘤，这是一种淋巴系统的癌症。有人告诉我，除非我能达到完全缓解，否则情况不容乐观，这种病的预后非常不好。当时，我感觉既害怕又悲伤。我只有57岁，唯一的儿子还在念高中。在这以前，我像大多数人一样，一直以为自己会有足够的时间做所有的事情。现在，我不得不面对无常。在那一个阶段的蓝珍珠工作坊中，源淼老师经常告诉我们，对生活中发生的每一件事件，都要培养下意识的反应："那太好了。"即使它们看起来似乎是坏的、悲伤的或可怕的，因为生活中发生的任何一个事件都会有潜在的好的一面，只是当时我们体会不到。她还经常谈到信赖和勇气。我决定把所有的这些教导运用在我癌症的治疗上，并相信这个病在我生命中一定有好的一面。我要通过这些经验使自己的灵性得以成长。

源淼老师说："中国古人在造字时，把'心'和'亡'放在一起是一个'忙'字。"这是一个令人吃惊的事实！那时候，我的生活就可以用这个"忙"字来形容。我一个星期要看25~30个病人，抚养一个15岁的儿子，照顾92岁眼盲的父亲，在可能的情况下，还要去健身房运动。源淼老师谈到，我们在生活中需要适时地放手。我突然明白，如果要治愈，我需要放手。我立即采取行动，离开了我从事22年的心理治疗事业，为自己无限期放假。

在我的治疗过程中，每当有事情需要我放手时，我都会告诉自己
"这是好的"。我开始把所有的放手都看成是放弃了自己老旧的
形式和身份。

当忙碌的事业停止以后，我有更多的时间进行修行。我决定
做化疗，但我知道，这只是我治疗的一部分。化疗不会帮助我与
宇宙中有无限创造性的力量、爱、慈悲和所有疗愈性的能量连接。
如果我有了这种连接能力，我不仅有可能活下去，我的生活也会
发生巨变。我坐在客厅里，试着去消化这个令人难以置信的现
实——我得了癌症。我身边放着源淼老师的视频，看着封面，我
感觉自己正在和永恒的、开放的、和平的能量连接。仔细看了看
封面上源淼老师的照片，我才意识到她的左手和右手分别结了手
印。我立刻感到一种平静和感激之情。为什么是感激呢？那是一
个下意识的感觉，类似于爱的感觉。封面激起了我对生命、宇宙
和周遭的感激之情。

我意识到这是个教学视频。在第一部分中，源淼老师展示了
11 个手印，以及梵音和观想。她说，这 11 个手印是专门为了帮
助当今人们所面临的健康问题所设计的。"嗯，"我想，"我所
面临的是现在西方世界最常见的健康问题之一，也许这些手印和
梵音可以帮助疗愈。"第二部分则是喜乐瑜伽。

我拿出了静心坐垫和笔记本电脑，在视频里源淼老师的带领
下，开始了练习。对于源淼老师，我有一种没有保留的信任。她

录制了这个视频，是因为她知道这个视频所教导的方法可以帮助人们减轻痛苦，所以我愿意将自己的全部身心投入这些方法的学习当中。

视频上的一些手印是相对容易学习的，有一些则很复杂。然而，喜乐瑜伽其实没那么难。

手印实际上是手指瑜伽，也是喜乐瑜伽的另一个展现。一开始我感觉很好（我从来没有指尖相对挤压和伸展自己的手掌的经验），然后就到达了我的极限，我的手指开始颤抖，我不得不稍微停顿一下，找一个平衡点。我的经验是既要努力，但又不能太过用力。

作为一个初学者，我发现很难去记住每一个梵音，所以我就先倾听源淼老师美丽的声音，让声音来"洗涤"我。我还试图去记每一个手印的观想颜色。但我发现，在几秒钟之内，我就已经忘记它们了。虽然整个练习的过程成为自我判断的管理过程，但经历过这一切以后，我的身心宁静，面貌焕然一新。

手印和喜乐瑜伽的练习成了我每天的必修课。我做手印的同时高声吟唱梵音，试图让自己声音的振动和源淼老师的一样。然后，我跟着视频做喜乐瑜伽。我热爱观想，不断地鼓励自己观想："世俗的世界变得越来越远……"慢慢地，我体会到：世俗的世界变得越来越远，我和自己内在的连接越来越紧密。

通常，练习完手印和喜乐瑜伽以后，我会在索诺马县的乡间小路步行一个小时，让自己完全沉浸在大自然当中。我感到自己的细胞在打开，在从宇宙中汲取能量。手印和梵音练习的效果是显而易见的。当我经过桉树林时，我向上伸展双臂，让自己沉浸在桉树的芬芳中。尽管面对着死亡的可能性，但我依然陶醉于对生活的热爱中。我不再忙碌。我的心在不断地打开。

随着每一天手印、梵音和喜乐瑜伽的练习，我感受到了越来越多的平静、喜乐和爱。我开始经验到活在当下，经验到沐浴在金色的光芒当中。我的身体似乎越来越轻，不再沉重。在我练习的时候，我的身体似乎只剩下个框架，其余是纯粹的光的能量。我喜欢这种感觉。我迫不及待地进行每一天的练习，练习的时间也不断地延长。

从2月至7月，我在斯坦福大学医学中心做了12次输液化疗。在每次输液时，我都会聆听源淼老师的CD《爱》。我一边听源淼老师的瑜伽梵音，一边练习手印。我治疗团队的所有医生都惊讶于我可以平安度过每一次化疗，没有发生任何类型的感染（化疗会损伤身体的免疫系统，发生任何类型的感染都会非常危险）。我的神经和心脏也没有受到损害（我的化疗药物之一会损害神经和心脏）。除了红细胞、白细胞数量比较低以外，我的血液状况也一直保持正常。

我的经验是：通过与源淼老师以及与观世音菩萨的连接，我的心不断地打开；随着我的心的打开，我周遭人们的心也不断地向我打开。也许是我更加开放的心，让我看到了他们的心。人们告诉我，我打开的心，给了他们空间来打开他们的心。我相信，这种不断加强和扩大的爱不仅治愈了我，同时也帮到了我周围的人。我认为这样的爱就是源淼老师所谈到的喜乐智慧。

2007年9月19日，离我发病正好9个月。我的医生告诉我，我的病已经好转。到现在为止，我依然如此。因为经历了一次重生，我觉得非常幸运。我相信自己的癌症是一种极度的精神渴望在身体上的表现，它要我自己应对和疗愈。我相信是源淼老师的喜乐智慧、喜乐瑜伽以及蓝珍珠疗愈一路支持了我的疗愈与巨变。

喜乐瑜伽在心中

喜乐瑜伽美国加州拉帕玛市团队

在我们喜乐瑜伽的团队中大部分都是女性队员，平均年龄58岁，大部分都在工作——有会计师，有统计师，有电脑工程师，有医务工作者，有化学监测专家，有推销员，还有家庭主妇。在团队中，队员来自中国各省、市、自治区，包括北京、湖南、山东、内蒙古、江苏以及中国台湾地区。是喜乐瑜伽让我们这些素不相识的海外华侨走到一起。每个周六早上8点到10点，我们都聚集在南加州的拉帕玛公园绿绿的草坪上，享受着喜乐瑜伽带给我们的愉悦。

当我们盘腿静坐，结喜乐手印置于膝上，闭目静坐于天地之间的时候；当我们伸展肢体做各个瑜伽体位，享受着宇宙母亲赐予我们无尽能量的时候，我们跟随着老师的引领，学会放空一切烦恼和压力，全神贯注地投入喜乐瑜伽之中。我们感受到一种喜乐能量由内心弥漫全身，身体在一呼一吸中有一股热热的气流，慢慢地从头部顺着颈椎、腰椎贯穿到脚底。我们可以感受到，在蓝天和草坪之间，有一股看不到的暖流，贯穿于我们之间，让我们在两个多小时的瑜伽练习中，从来不感觉累，反而有能量的增强和积蓄。

美国的瑜伽大多是在健身房，几十人甚至上百人在一起，由教练带领进行练习。其中有一种叫热瑜伽，在30℃~40℃的温度下练习，也是在室内。我们的喜乐瑜伽是在大自然里，在阳光清风中，在蓝天白云下练习。在公园做瑜伽的时候，我们经常会引来不同种族的人，他们出于好奇过来观望。周末的公园里，有打篮球的，有打网球的，有打美式橄榄球的，还有一个亚裔团队练习八段锦，真是充满了活力。美国南加州的阳光虽说特别好，但偶尔也会刮风下雨，无论春夏秋冬，我们几乎从不间断：有蒙蒙细雨时我们就在公园的亭子里站着做，天气寒冷时我们就追着阳光，在草地上做。总之，我们会千方百计、想方设法坚持下去。天气不好的时候，公园里就清静了，只有鸟儿在等候着我们。在我们的团队里，队员也有出国、出差、有事的情况，但是不管人多人少，我们都没有间断过练习。

为了传播喜乐能量，我们这个小团队参加过各种活动。在过去两年里，我们曾三次应邀参加了南加州中医师公会组织的各种大型活动。在希尔顿酒店、西来大学、明珠大酒店，面对几百名中医师，我们展示如何用喜乐瑜伽的呼吸强身健体，赢得了他们的一致赞叹，全场起立和我们一起做喜乐瑜伽的呼吸。我们的团队有统一服装，是由来自台湾地区的队员根据每个队员的尺寸为全队捐献的。为了增强展示效果，我们精选了伴奏音乐。我们的展示让原本吵闹的现场立刻安静下来，观众全神贯注地随着音乐和我们的带动一起走进喜乐世界。

几年来，老师在带领我们这个团队练习的过程中，总是耐心启迪每个新队员，鼓励每个队员激发内在潜能、探究体能的极限，纠正每个队员的姿势，使我们在一呼一吸中与天地相应。在这种氛围中，每个新老队员相互鼓励，逐渐都树立了信心，进入这个团队的队员没有一个人因为信心不足而离开。

三年来，我们的团队里喜事连连，首先"班长"喜结良缘，随后三个队员的子女喜结良缘，龙年里又有两个队员喜得龙孙子、龙孙女，今年还会有队员喜得孙女，三个升级做奶奶的都乐得合不拢嘴。喜乐瑜伽就像磁铁一样把我们紧紧地吸引在一起，我们也唯恐失去它而紧紧抱住它，现在喜乐瑜伽已经住在我们的身心里了。

喜乐瑜伽让我们走在一起，心系在一起，我们珍惜喜乐瑜伽带给我们的深深情谊。结识了喜乐瑜伽，我们的身体都得到了很大的改善，身体的平衡性和稳定性强了，大脑的反应灵敏了，四肢灵活了，膝关节、颈椎关节的问题以及腰酸背痛的症状都好了很多。将喜乐瑜伽的呼吸应用在日常生活中，我们的心情变得开朗，智慧得到启发，人生充满喜悦。

与喜乐瑜伽有缘

蔡遍娃（美国，托兰斯，财务会计）

2002 年夏天，一个偶然的机会，我看到源淼老师的《人间生死和喜乐瑜伽》（注：再版增订为《时时可死 步步为生》及《喜乐瑜伽》），于是开始了跟源淼老师学习喜乐瑜伽的旅程。

一晃十年过去了，老师的开导打开了我心灵的大门，在不知不觉中，喜乐瑜伽所激发出来的能量，已经渗透到我生活中的各个层面。我的工作称心如意，生活充满喜悦，家庭和睦，日显吉祥。在自己得到诸多恩惠后，我特别希望别人也好。于是，我利用各种机会，在游山玩水间，在读书会及其他聚会中随缘分享喜乐瑜伽，瑜伽的喜乐能量受到普遍欢迎。

几年前，在美国南加州，我们一群朋友相遇，开始了每周一次的瑜伽练习。每个周六的清晨，大家聚在公园，在蓝天白云下，在洒满阳光的青草地上，我们呼吸着清新的空气，一边享受大自然的美丽，一边进行练习，几年如一日。尤其是在集体练习时，同伴们互相学习，互相激励，效果更加明显。随着瑜伽练习的深化，我们的呼吸日渐深厚，五脏六腑得到调理，体质在改善，脑筋变得灵光，智慧在打开，心胸在拓宽，我们日渐感受到和大自然融合的自在和喜乐。

老师所传授的喜乐能量可以超越时空传播，心轮的能量特征是感动，是爱。让我们自己感动的东西也会感动别人。同伴们畅所欲言，分享身心灵成长的心得。身心一体，身体舒服，心情就会舒畅，心灵就会展翅高飞，我们会在身心灵成长的路上去与更大的自己相遇。

（注：作者是会计师，用业余时间在洛杉矶带领大家练习喜乐瑜伽十多年。）

喜乐瑜伽让我喜乐自在、随缘

卡里·金（美国，洛杉矶，瑜伽教练）

俗语说，学生准备好了，老师就会出现。2003年的一天，在阅读一本杂志时，我注意到一篇关于来自中国的老师源淼的文章，照片中的淼散发着神秘的气息。我被淼的手印吸引，感觉到有种信息在与我沟通。我渴望能见到淼，并跟她学习。我立即打电话到淼的基金会。电话接通了，我被告知可以在阿卡迪亚的一个图书签售会上见到淼。

签售会快要结束时，我有机会接触到了喜乐瑜伽。我当时是哈他瑜伽教练。可是练习喜乐瑜伽时，我能立即感觉到一种更强烈的力量。我本来很傲慢地认为喜乐瑜伽对我来说会很容易，但在练习的过程中，我打消了这种想法，变得更加谦逊。仅仅在热身运动中，我就发现自己头脑里充满杂念，很难将能量凝聚。我想起在少林功夫的修习中，有一个很强的"阳"的因素贯穿始终，这使少林功夫有"武"与"刚"的感觉。同样，喜乐瑜伽也不是为一颗脆弱而散乱的心设计的。我开始与淼、呆呆以及基金会建立联系。

我开始成为基金会的常客。呆呆亲切地辅导我练习喜乐瑜伽。淼有时则会在旁边用她母亲一般警觉、鹰眼一般犀利并能洞察一切的眼睛观察我们。有一次，淼让我把手放在她肾的部位感觉她的呼吸。我很惊讶地发现她能吸入相当大量的气，并将自己的腹腔扩展到仿佛刚刚吞下两个水球那样大。显然，我还有很长的一段路要走。

在跟随淼与呆呆学习的过程中，我亲历亲见了许多奇妙的时刻。经常有不同的修行人来拜访淼；有人在聆听淼的梵音时，无论是在现场还是通过光盘，会不由自主地泪如雨下，或无意间，痼疾得到了疗愈；还有人会在梦中，甚至在白天，经由大自然中的信使，譬如鸽子、风、光纤等，收到来自上天的信息。一次，我在印度与一位印度老师闭关。我在做观死的观想中，淼出现了，并教导我："不要为死亡感到难过！"她很笃定，并将她自己切入我的意识，确认我没有受其他人的影响而对死亡感到压抑。之后，淼的脸上浮现出深深的微笑，她开始一边大笑一边跳舞。从来没有一个老师像淼这样深刻地教导我关于死亡这门课，教导我在我们肉身死亡前理解死亡并融入死亡的重要性。既然死亡不可避免，那么每个人都需要培养自己对死亡的认知。

我也亲眼见到很多跟淼学习的学生，他们在拙火被启动时在草地上不停地旋转。淼那无所不在的精神、具有透视力的眼睛与心，则随时随地给每个人一个圣洁的、母亲般的拥抱。在她无形的指引下，我曾多次洒泪，那泪水冲洗了我的许多情结。在一次闭关中，淼问我是否发过愿。当我告诉她曾发过菩萨愿时，我泪流满面。当淼让我在她面前唱诵梵音时，类似的事情再次发生。我本来以为这很容易，但是泪水喷涌而出，我的声音变得不如我想象中那样沉稳。那个"小我"再次被敲了一下。一次，淼在史格博文化中心举行梵音演唱会，我在幕后观看。当听到她讲述她的第一位老师——亲爱的姥姥——时，我再次泪流成河。每一个跟随淼的学生都知道，你的第一滴泪绝不会是你的最后一滴泪。

在工作坊里，我们会相互分享食物、歌声、舞蹈、练习经验等。最重要的是，我们会分享如何回归内在的那份自然，以及如何经验那深邃的、孩童般的喜悦。每个人都能抛开那些现代人特有的盔甲，敞开自己的心扉。有一次，在淼举行凤凰飞升音乐会前，呆呆为音乐会赶做一个凤凰形的巨大的中国结。突然，淼飞快地冲进屋里，举起那只未完工的凤凰，热情地扇动着它仅有的一边翅膀，哈哈大笑地在院中"放飞"这只凤凰。淼这种出人意料的行为，总能在我们过于严肃或担心自己不能如期完成手边的事时，让我们紧张的心情变得轻松起来。孩子似的"恶作剧"是淼的一部分。还有一次，淼有一些客人来了，她先让我们几个向客人问候，然后暗示我在门外哈哈大笑，以此来教那些客人如何喜乐以及如何毫无缘由地大笑。无论我们是一起去看神圣的佛教遗址，还是一起去吃寿司，淼随时都能爆发出笑声或者表现出孩子般的古灵精怪。在这一点上，她从来没让我失望过。

淼教导我们的方式有多种：游戏、跳舞、大笑等，目的是让我们从自己固有的概念中解放出来。我知道淼希望我能改掉对食物追求完美的习惯。在遇到淼之前，我几乎是一个素食者，而且对食物极其挑剔。呆呆曾告诉我，要放下荤素两极的概念，心里没有了荤素的问题，才是能接受一切的人，因为他们什么都吃。渐渐地，我在食物方面的坚持越来越少。如果那天正好有饺子，我会很愉快地享用饺子而不去过问里面包了什么，同时我也学习在生活的各个方面更加开放。呆呆反复教导我们，真正的瑜伽士没有任何规则，即使有那么一个规则，也会变成负担，妨碍喜乐。

在我接受"教师资格培训"时，呆呆要求我在三个月内每天练习喜乐瑜伽两次。这三个月中的其中一个月，我在印度接受哈他瑜伽的密集培训。为了达到呆呆的要求，我早上5点就起床练习喜乐瑜伽，接下来的八到十个小时接受哈他瑜伽体位、呼吸、讲座等培训，然后晚上再练习喜乐瑜伽。为了达到每天都练习的目标，我甚至在过境中国台湾的机场时都练过喜乐瑜伽。我严格地自我约束了很多年，最终，我学会了要刚柔并济，不再一味地遵循规则与追求完美。现在，我会通过与自己的内在沟通来决定一天中需要做什么练习，而不是需要某个权威人士告诉我一定要做什么。我不再将自己打造成苦行瑜伽士的形象，相反，我认为自己现在是喜乐瑜伽士，并且以慈悲的心理接纳自己，包括自己的阴暗面。我学会了感恩生活中的"污泥"，因为正是这些"污泥"提供了让我心中的莲花绽放所需的营养。我变得更柔顺，以同理心与他人互动，而不是一味地坚持己见。

我常常独自待在山里。淼经常告诉我们，当我们寻寻觅觅，希望有人相伴时，往往会发现我们是孤身上路，所谓"高处不胜寒"。淼经常鼓励我，说我是一个有信力的孩子，说我已通过了各种考验。虽然我怀疑自己是否已经通过了最后的考验，但我的人格无疑已被强化。

在教授喜乐瑜伽的过程中，有时老天会出人意料地为一些特别的学生安排一个私家课程。有一次课上，有一个新来的学生，她是那天唯一的学生。这个学生感觉到不太舒服，有些紧张地问："还有其他的学生吗？"我笑了，知道这种情况是老天特地为了这个学生和我而安排的。这种安排使我能集中精力教这个学生。在课上，有时我们会唱诵梵音，或者边舞蹈边唱诵，以开启我们内在的能量。在古代，瑜伽教学通常是一对一的，除非对象是孩子。如今，集体教学盛行，却失去了传统教学的个性化。因此，当老天安排了"私家课程"时，我总是觉得很有趣。真正的修行者无论在团体中还是在独处时，都会保持同样的虔诚与精进。从这一点来讲，团体与个人之间没有什么差别。真正的瑜伽士无论是在老师面前，还是在众人前面，或是在独处时，都会通过去掉层层的假面具去发现那个真实的自己。

我与"喜乐"的生命之约

邓思群（中国，北京，瑜伽教师）

几年前，一位发小送给我一本源淼老师的书《时时可死，步步为生》。我几乎是一口气读完了这本神奇的"故事书"，它为我打开了一扇天窗，让我开始仰望浩瀚宇宙，以谦卑之心重新认识自己的生命与整个世界。当时我就暗下决心，一定要亲眼见到这位了不起的老师，一定要学会这个神奇的喜乐瑜伽。

没过多久，我在"喜乐智慧"的官方公众号"金凤凰蓝珍珠"中看到老师将亲自带领尼泊尔游学工作坊的消息。我当天就报了名，我的梦想幸福地成真了。

毫不夸张地说，尼泊尔的游学是我生命的一个分水岭，相信所有参加过老师工作坊的朋友都会同意我的这句话。从工作坊回来后，我开始认真地练习喜乐瑜伽。喜乐瑜伽是能量瑜伽，它是"喜乐智慧"的基础教法之一，虽然它的动作很简单，但是每个动作之中都蕴含着巨大的能量。我因为之前做过两次剖宫产手术，所以元气严重受损，不仅说话底气不足，而且几乎无法开口唱歌，一唱歌就失声。当时我的小儿子已经快 6 岁了，我一度以为这辈子我都唱不了歌了。没想到练习喜乐瑜伽不到一个月，我开始感觉有一股暖暖的气息从丹田处缓缓地升起，我突然发现我的声音回来了，我又能唱歌了！后来我才知道，我的这个事例不是什么特例，很多坚持练习喜乐瑜伽的朋友们都能给你讲出好多喜乐瑜伽带给他们的变化和"奇迹"。

尝到练习喜乐瑜伽的甜头后，我开始了更加深入、系统的学习，并于一年后取得了喜乐瑜伽初级教师资格，正式开始了作为一名喜乐瑜伽教师的教学生涯。身边的家人朋友看到我如此认真地做这件事，常常会问我为什么这么热爱与坚持。每当这个时候我就会觉得文字和语言是如此微不足道，喜乐瑜伽所承载的能量与祝福只有亲身练习者才能真实体会。但我愿意把我自己练习喜乐瑜伽两年多的收获和感受与大家分享，希望能帮助更多的朋友对这门有着古老清净传承的生命智慧产生兴趣、建立信心，并由此真正迈入喜乐瑜伽的课堂，和我们共同成长。

先说身体层面的变化。我开始练习喜乐瑜伽的时候，已经 40 岁了，身体状况按理说该走下坡路了。但是练习了一年左右后，我发现自己的精力更好了，气脉更强壮了，皮肤更紧致了，身体的柔韧性、平衡力、协调性都有了巨大的进步，身体各项机能几乎都变得更年轻了，我甚至觉得自己的身体状态比 35 岁的时候都好。虽然我的体重没有变化，但是所有朋友见到我都说我变瘦了、变漂亮了。我发现自己的嘴角经常不自觉地就开始上扬，腰背不用刻意也总是挺得直直的。后来我在一篇文章中看到，为什么小孩子都不驼背而且都很爱笑，那是因为他们气血充盈、身心平衡。

再说情绪层面和能量层面的变化。喜乐瑜伽通过深入调理人的三脉、七轮、七万两千条脉，将健康喜乐的能量输入到每个细胞、腺体、神经末梢，不仅可以帮助我们身体健康，还能帮助我们平缓情绪、提升意识，当意识经过练习，频率越来越高时，就比较容易呈现轻盈、喜悦、宽容、感恩等正面积极的精神状态。我对此深有体会。练习喜乐瑜伽的这几年，我的事业正好处在一个很大的变革调整期，我经常要面对一些从没接触过的领域和前所未有的挑战，虽然压力很大、困难很多，但是我却经常处于一种快乐、轻盈、灵感不断的状态，无论外在多么繁忙，内心却时常感受到一种持久的稳定的安住的力量。这是我在之前近二十年的工作中从来没有过的状态，我很清楚这是因为我坚持练习喜乐瑜伽后，有相瑜伽和无相瑜伽深度结合带给我的变化。

练习喜乐瑜伽后，我的生命还出现了一些更深层面的改变。首先是我的担心和焦虑越来越少了，因为我总能感觉到自己在被老天关照着、爱护着；其次是我身边的"贵人"越来越多了，这个"贵"说的不是财富与权力的富贵，而是思想的高贵和生命的尊贵，"贵人"们影响着我、滋养着我，我发现我的内心变得越来越敞开，越来越欢喜，越来越没有分别执着与忧伤恐惧，我以生命的名义和"喜乐"相约，从此不离不弃！

源淼老师常说我们要扩大内心的喜爱，只有生命的格局大了，才能接收到更多来自宇宙高维意识和古圣先贤们的能量与祝福。作为"喜乐智慧"大家庭中的普通一员，我和无数的喜乐学子们一起通过学习喜乐智慧和习练喜乐瑜伽，亲身实证了内心光明与喜乐能量的真实不虚。此刻，我耳畔又回响起老师教导我们的"四喜四乐八吉祥"，愿以此作为本文的结束，并祝愿天下更多的生命从此离苦得乐，喜乐吉祥！

智慧地喜爱自己，得知足常乐！

智慧地喜爱这个世界，得乐善好施！

智慧地喜爱古圣先贤的教导，得法喜禅乐！

智慧地喜爱追求终极真理，得俱生大乐！

遇见喜乐瑜伽

陈少梅（中国，广东，瑜伽教师）

　　2016 年是我有生以来最低迷的一年，我甚至萌生过轻生的念头。就在这时，我看到了"山西五台山禅定解脱工作坊"的信息，并深深地被"定"字吸引，当时唯一的念头就是我要宁静、我要安定，于是不假思索就报名了。虽然在三天的工作坊学习中，我很多东西都听不懂，但收获了内心深处那份前所未有的宁静和安定，我内心不禁为之一振：人生得此足矣。

　　在工作坊学习后，我参加了当年的"喜乐瑜伽师资培训"，并加入了"百日筑基"的 100 天打卡练习活动。或许我能量不稳定，不能定在自己的中心里，同时被周围人消极悲观的情绪严重影响，我身心都跟着出现了问题。我连 100 天的打卡都没有完成，直接进入了死胡同。此时，有一个声音告诉我："人生没有死胡同，硬撑，死磕，也是一条路。一个人要有承受痛苦的勇气。生活不会让你白白流泪。"与此同时，我接二连三地接到几位喜乐瑜伽老师的电话，电话里那种温暖、爱和力量，燃烧了我内心深处的苦与混沌。后来，我重新调整自己的心态，不受环境和他人的影响，坚持练习喜乐瑜伽。真是"与智者同行，你会不同凡响；与高人为伍，你能登上巅峰"。从那以后，我一直专注于练习中，身心很快得到复原。恰逢瑜伽馆的主管找到我，想开设喜乐瑜伽课程，我就一口答应了，因为我已经准备好了。于是，自 2017 年 4 月从丽江工作坊回来后，我就开始了喜乐瑜伽教学。一路走来，我付出了不亚于任何人的努力。在喜乐瑜伽教学相长的过程中，我收获了很多很多。

以前的我身体看似很健康，心理却是乌云笼罩。一直处在这样状态中的我又黑又瘦，还有一段时间因内分泌严重失调而变得又胖又虚。现在的我可以说拥有令人赏心悦目的身材，更可贵的是，我拥有一颗安静平和的心，由内而外常带喜乐。哪怕面对考验，我也不畏惧、不慌张，处变不惊。

喜乐瑜伽不但让我身心更加健康，还让我的家庭和工作更加和美。过去，我脚踏实地、任劳任怨地工作，把工作的每一个细节做好，天天反省哪个环节没有做好；把每一个家人照顾好，无微不至，生怕有哪一位家人没有被照顾到；在教育孩子方面，我一直遵循以德为先、孝敬先行的原则，对孩子严加管教，希望孩子长大后能为社会贡献自己的一分力量。后来我却发现，我周全了所有却唯独忘记了照顾自己。当我身体出现问题后、没有更多的时间和精力照顾家人时，反而被责怪说我变了。此时，我的身心被伤透了。在这种情况下，我没有得到一点理解和温暖，家庭被厚厚的阴霾笼罩着。但现在，结缘喜乐瑜伽后，我的家庭洋溢着爱和温暖，家人互相体谅，互相包容，遇事有商有量，互相尊重，其乐融融。

喜乐瑜伽就这样让我们自身、家庭和工作达到至善至美。更重要的是，它还让我们的灵性得到萌芽、滋养、成长。我渐渐看到了自己的转变。对于曾经厌恶的人与行为，我看到自己内在的宽容与慈悲。宽容慈悲不只是外在表现的行为或是嘴上说说而已，更是由内而发的诚挚感受。压抑内在的感受而假装宽容慈悲，不是真正的成长。经过不断的练习，不但我的自我得到疗愈，我的气脉也越来越强壮、顺畅。就拿唱诵这个环节来讲，在学习喜乐瑜伽之前我是完全不会唱歌的，但在不断的练习中，特别是脉轮强壮与顺畅后，喉轮有所变化，现在我能自信自如地把唱诵应用在喜乐瑜伽的教学中，使课堂气氛变得轻松、自在、喜乐。这种能量、这种喜乐也感染了我的家人和我身边的朋友们，甚至连家里两岁多的小孩都爱盘着腿唱诵，这大概就是喜乐瑜伽的魅力所在。

第二章 ●

凤凰传承·喜乐智慧之『无相参悟』

yoga

老干妈"翻墙"

菲利普·奇特尔（美国，索萨利托，企业总裁）

源淼老师讲过一个有趣的瑜伽梦境：

> 她看见有一堵墙，墙两边各站着一个源淼。有一群看上去又老又迟钝的人正试图翻越这堵墙，但是没有成功。他们其实是有能力翻越过去的，但是因为他们不相信自己可以做到，所以他们没有成功。整个晚上，两个源淼分别站在墙的两边不断地帮助、鼓励他们，甚至是又拉、又哄、又拽、又举，终于，他们翻越成功了。神奇的事情发生了：一旦这些"老人"们翻过了这堵墙，他们就变得非常年轻。哇哦，他们转化了！

源淼老师在梦境瑜伽中所看到的这一群人到底是谁呢？他们就是我们这一群被称作"珍珠"的人，我们是一群住在北加州湾区的同修。大家共同的善以及源淼老师的神奇能量把我们聚集在一起，并组成了一个叫"蓝珍珠"的团体。我们受教于源淼老师的智慧、慈悲、爱和她的存在。她所看到的这个景象就是她的使命：帮助我们和其他有缘人，去翻越阻碍我们进化的"墙"。

"墙"在这里代表障碍，因为障碍的存在，我们看不到或体验不到自己的本性。具体来说，障碍就是我们的概念、评判、恐惧和怀疑，它们阻碍了我们灵性的"成长"。由于受到这些狭隘的意识和负面情绪的影响，我们往往会觉得自己老了、累了，甚至抑郁。这是因为在我们的意识里，有一个普遍的误解，认为"成长"意味着老化。其实"成长"应该是意识的演变和拓展，而不是老化。所以当我们超越身体、情绪、精神和意识的障碍时，就如同我们翻越这堵墙一样，我们在灵魂上变得年轻了。当我们能把自己的全部精力投入到翻越这一堵一堵墙上时，我们同样也保持了年轻。

认识源淼老师的时候，我已近58岁了，习惯性地深陷在常年以来所形成的概念和批判中，生活在我自己打造的幻觉中。我知道什么是所谓的对与错、好与坏、重要与不重要。我在修行这条路上已走了近三十年，了解修行的概念，知道爱和慈悲的定义，所以我以为我了解真理，我是聪明的。

然而，事实是，我并不知道所有这些概念所代表的真实意境。古希腊哲学家苏格拉底曾经说过，智慧是知道自己的无知。我没有意识到自己的无知，我早就忘记了自己是谁。

我是那种典型的美国先生，但却有一个有趣的名字"老干妈"，这个名字是源淼老师给我起的。

当她第一次称呼我为"老干妈"，并告诉我它的意思时，我想起了曾经有过的简单而又快乐的时光，当时的我是开放而又可爱的。我纳闷自己为什么会变成现在这样。

这个问题在我的脑海里挥之不去，我面临的课题变得越来越清晰，我要从常年的习惯中松绑，为自己解锁，打开自己的心，成为一个老干妈，拥有伟大的母性的爱。我的名字就是我的箴言。

为了完成这个课题，我需要有一个扎实的基础。源淼老师带了我们两年，那是一段非常特别的时光。虽然我浪费了一些向她学习的宝贵机会，但是我得到了她慷慨的帮助，包括她的爱、智慧和批评。

我是一个非常自满而又固执的人。现在回想起来，那时我情愿坚持我所谓的对的立场，也不要快乐和自由。在她无限的慈悲当中，源淼老师经常采用"愤怒"的形象来体现她的教法。她在试图唤醒我，让我觉醒。当我应对起来表现得非常吃力时，我就不得不面对她"凶猛"的一面——她那强大的沉默。

源淼老师挥舞着文殊菩萨的金刚宝剑，劈开了我的幻觉，这个幻觉曾经笼罩着我，让我一直处在无明当中。她把我的幻觉完全劈开了。结果是，我看到了过去的我比现在老得多。现在虽然我的年龄增加了，但是我却变得年轻了。

谢谢你，我敬爱的源淼老师。

源淼老师教给我十二个教导，我将其融入自己的生活，作为建立扎实基础的第一步。

1. 对无常的警惕：一切都是在变化当中。把每一分钟都当作人生的最后一分钟来过。不浪费时间。

2. "每一个发生都是好的"：尽管我们不能预测未来，但是我们要相信，每一个发生都有好的一面，不管它看上去多么不好。所以，发生任何事情，都要相信并反复地告诉自己："每一个发生都是好的。"

3. "你的眼睛在哪里？"：源淼经常会问我这个问题。她是要我把精力集中在修行的重点上。

4. "我比我自己大"：尽管我们认为很了解自己，但其实我们了解得很少。我们有能力做伟大的事情，但是我们无论做什么事，一定要有决心。

5. 单纯的生活：我有太多的"东西"——物质上的（财产）、思想上的（概念和评判）、情绪上的（恐惧、愤怒和怀疑）。我需要简化自己，过单纯的生活。

6. 宽恕：这是终极的解放。原谅可以让自己和对方都如释重负。

7. 谦卑：源淼老师经常让我在公众场合唱歌。对于我来说，这是一种谦卑的练习。

8. 百分之百没有恐惧、没有怀疑：对自己及正在做的事相信，一定要勇敢积极地面对，一定要百分之百相信并认真地做。

9. 讲话时措辞要三思：不要在意别人的话或行为；不要对别人的话或行为作假设；做任何事都要尽力。

10. 坚持每天的练习：做观想、呼吸和喜乐瑜伽。

11. 坚持信念：持有对所有老师的奉献和信心。

12. 到最后，你收获的爱与你付出的爱是相等的：这是著名的披头士乐队的歌词，它揭示了一个深刻的道理——我们都渴望爱，当我们得到它时，我们快乐；当我们得不到它时，我们不快乐。宇宙的定律是你越渴望爱，你越得不到爱。要获得你生命中的爱，要付出爱，成为爱。成为爱要比获得爱来得更有力量。当你真正爱别人时，除了给予带给你的巨大喜悦，你还会收获到爱。

第一堵墙通常是最难翻越的，因为在你试图翻越它以前，你必须意识到它的存在，并尝试去翻越它。在这方面，源淼老师的角色是必不可少的。她会指出方向，提供方法让我们意识到墙的存在，并翻越这堵墙。同时，她提供了"法船"（蓝珍珠工作坊、喜乐瑜伽、梵音音乐会）和环境来支持我的进化。但最终，必须要靠我自己去翻越。

现在正是与世界分享母爱宝库的时候，也是要成为老干妈的时候。

在翻越了第一堵墙以后，你会意识到，还有其他的墙在等着你去翻越：我是否能无条件地爱认识或不认识、喜欢或不喜欢、对我好或是不好的人？我是否能以优雅的态度来处理不利于自己的状况？我是否在人际关系中与在祈祷及誓言中一样，保持优雅、诚实、积极？

在我每一天的工作、娱乐和修行中，我都要检验自己是否做到了。我每一天都坚持努力去做。在我看来，我做得很不错，我在成长。我很高兴！

觉醒曼哈顿

林恩·黑兹尔坦（美国，米尔谷，信息系统项目经理）

经历"9·11"事件

2001 年夏末的一个傍晚，当我和朋友一起遛狗时，她告诉我她近期很焦虑："我老觉得有种不寻常的黑暗笼罩着这个世界。"我知道她指的是周遭逐渐沉重的能量场，但当时由于我自己内在不清明，我无法敏锐地感受到外在的变化。然而奇怪的是，我的脑海里却出现了"离开这里，赶快离开，离开这里到别处去"的声音，我当时觉得一点儿道理也没有。隔天，我的狗突然在地毯上便便，它平常从不这样。于是那天早上我留在家里清理狗的便便，没有准时去上班。平常这个时候，我已经搭乘地铁在去公司的路上了。就在这时，我看到一架飞机飞得很低，很靠近我的公寓大楼，并且突然在不远处坠毁。由于整个事件发生得实在太突然，一时之间没有人知道到底发生了什么事。就好像电影情节一样，我做梦都没想过，自己会亲身经历"9·11"这场人为的毁灭性灾难。

成千的人，包括我的邻居和好朋友们，都在燃烧着的世贸大楼中死去。燃烧的灰烬及爆破的大楼碎片不断从空中落下，覆盖了附近所有的街道。这惊悚的一幕就发生在离我家三个路口的不远处，通过我的窗户能看得一清二楚。两座美丽的摩天大楼，在太阳高照时映着蓝天白云，在太阳西下时映着绚丽晚霞，就在那一瞬间，忽然被夷为平地。每当看到它们原本高耸直立的地方，现已被烧成两个大坑时，我就忍不住流泪！

"9·11"事件后，许多人经历了一场无法复原的巨大的心灵创伤，顿时觉得失去了依靠。在随后的几个月时间里，我逐渐了解到，每一个经历了这场灾难的人，同时也经历了一个可能使自己觉醒的机会。任何深埋在内心深处的需要被释放的东西，现在再也无法隐藏了，就在两栋大楼被摧毁的那一天，我们每一个人都崩溃了，对我而言，这就是一种臣服。从那时起，我的哭泣不再只是为了自己，和许多人一样，我为大家在那一天所失去的以及那曾经失去多年的东西而哭泣。

遇见源淼

在 2005 年前后，我曾经面对着一些内在的艰难。当时我的内心充满了批判和悔恨，我尽己所能地与自己和平相处，但我知道我的内心深处依然有一堵高墙。虽然当时我可以稍微面对以前所害怕的自己的一面，但还是困在自己所筑的监牢里。除非真正了解实相，否则我无法从这座监牢中解脱。所幸的是，那段时间我在教人静坐，同时这对我自己也有很大的帮助，它就像是一道光芒驱散了我的悲伤。

有一天，一位朋友告诉我，有一位很特别的女士要来这个城市举办工作坊，我想这是一个当义工的好机会，也可趁机认识她。接着我收到了一本她的自传《人间生死和喜乐瑜伽》（注：再版增订为《时时可死 步步为生》及《喜乐瑜伽》），在一两天之内，我就读完了这本书。当时我脑子里充满了疑问：谁是这位源淼啊？她竟然能如此真实地写出她的失去、她的痛苦和愤怒，以及她整个转变的过程。我非常喜欢她！多么美的一本书啊——充满了悲伤、喜乐和胜利的号角声！我是否也能向她学习，升华我的痛苦，从而得以解脱？我知道她并没有像我一样，让她的悲伤及痛苦彻底地摧垮她，相反，她从中彻底地了解到人类极致的激情和错综复杂的情感——有宇宙无私的爱，有反叛与臣服。她是一位已证悟的精神导师，同时也是一位散发着女性开悟能量的修行人。这样的人在世上不多，而她就要来到我住的城市了。

去工作坊的那天傍晚，我非常紧张、害羞。大家挤在那小小的公寓房间里，压根儿不需要引起她的注意，因为根本无处可躲。

她是那么可爱，总是带着微笑。她要我们每一个人说说自己的一些经历。我事先准备好了一些礼貌性的简短话语，但是轮到我时，我的脑子突然一片空白，从我嘴里出来的是不加掩饰的坦率之言。我诉说着自己是多么茫然，即使我知道以前的老师并没有真正离开；我是多么遗憾及羞愧，因为我没有好好珍惜我的老师，也没有认真地遵从他的教导；当我面对实相的时候是多么不知所措；以及我是多么绝望，并深信再努力也无法摆脱悲伤。她看着我，静静地听着我的诉说，然后她起身走到我身旁坐下，用臂膀拥抱着我，让我的头依靠在她的腿上。

"假装"似乎显得非常不尊重。我的身心是如此疲惫，以至于在她面前，我无法掩饰自己，更无法佯装出一张"化了妆"的脸。我感受到她是那么清明无染，所以我可以打开我的心，将我的负担卸落到她的身上，但不会压垮她，一点儿也不会。她说："你是如此有幸，能经历这些事。'9·11'留下的那两个大坑犹如坟墓，你却能生活在如此强大的坟墓边，那是一个通往蜕变的大门！"那晚，我感到恩宠无限，我的心再度充满了勇气与祥和。

凤凰飞升

2007年，源淼第一次到纽约市举办凤凰飞升音乐会。时隔"9·11"已经六年了，而纽约市仍然笼罩着悲伤。她要我在开场时介绍她是一位"大失主"，因为通过她所经历的痛苦，她"失掉"

了恐惧和愤怒。我希望每一个人都能以她为榜样，来体验自己的凤凰飞升。那一晚，她唱着殊胜的梵音，她的微笑，以及她全然的存在，感动了在场的所有人。每一个人都感受到她是那么善解人意，她敞开自己，全然地接受大家，而且大家也感受到她从"失去"当中找到了恩典，并因此而升华。她邀请大家一起加入这个凤凰飞升的行列，真爱的能量使得整个音乐厅都升华了，许多人因此流下了眼泪。

在音乐会过后的一个月，我从曼哈顿搬到北加州——为了与源淼离得更近。感谢源淼告诉我必须觉醒，感恩这没有糖衣的苦口良药，如果我能将这些悲伤的经验转化、升华，我就也有机会得到解脱。感谢源淼了解我所失去的，并帮助我找回那存在的恩典。

从另一个角度而言，跟着一位已证悟的女性导师学习也算是一种挑战。我自己计划着还要学习其他功课，而源淼总是说我学的太多了，现在必须学习如何"不学而学"，因为我太执着于我的过去以及我所学到的。她确实是一位非常特别的女性导师。怎么说呢？她非常风趣，充满智慧、热情、童趣，她傻乎乎的，她温柔、亲切、优雅、严肃、和蔼——所有你期待一位已证悟的女性所应具备的，她都有。她有时候非常淘气，会做出让你意料不到又滑稽可笑的事。她和我们一般概念中的女人不一样，她不害怕失去，因为她从来不执着于任何人和物，她是从失去中走出来的人。

源淼给了我一个光明的未来，认识她以后，我发现自己渐渐地恢复了以往的轻松感，以及爱嬉戏的"玩"童心。现在，我清楚地看见，在疗愈这条道路上，只要我还执着于那些必须放下的人和事物，那么这条修行的道路将会是非常痛苦和充满压力的，因为我在和这个自然的过程抗争。只要我放不下执着，我的胃、头和手就都会痛起来，有时甚至会觉得要呕吐，或感到愤怒和害怕。相反，如果我微笑、放松，随顺这个过程，那么它就变成了我体验过的最好玩的一个旅程。所以我们都应该松开紧握的拳头，放弃我们所执着的人和事物，看着他们或它们，然后开怀大笑。这正是源淼所擅长的，也是我正在学习的。

源淼有一个绝招儿，她把它叫作"飞跃"或"跨越高墙"。我们每天必须做功课，逐渐解开并淡化那些陈旧而纠结的情绪。当我们变得更强壮时，就能够全然地放下。在这个练习的过程中，我受到了源淼很大的鼓励。有一次我听源淼说："你不再需要你的脚了，甚至不再需要走，直接飞吧！"这就是为什么我离开曼哈顿的原因，我正每天一小步、一个小跳跃地学习飞。我的翅膀渐渐变得强壮起来；我纠结的情绪渐渐淡化了；我的思绪也越来越简单和宁静。我正学习"微笑之舞"。

身为人类，除非我们已经准备好了，并且决心要解脱，否则我们是不可能获得解脱的。在解脱这一刻来临前，我们还必须多下功夫，用慈悲、耐心以及幽默感来驾驭自己各方面的无知与无常。当我们还没有看清这个实相时，整个人生会变得异常沉重，因为我们总是背着大大小小的包袱。一位已证悟的老师，她看到的是我们的本质。如果有一天我们准备好了，就也能看清一切，从此不被世事所迷惑。眼前我们能做的就是一步一个脚印地实修，逐渐积攒正能量，帮助自己超越那些意识的障碍，从而体验到一个全然的转变。在转变的过程中，失去是必然的。啊！我们应该为此欢欣鼓舞才对！这个世界在我们的眼里和我们的体验中，已不再是一个沉重的世界，相反，它将会是一个具有无限智慧，充满爱、喜乐以及趣味的世界。

但是，不着相，意味着我们必须愿意看清自身复杂和相互矛盾的个性，并且接受这就是所谓的众生相，还要感恩我们的众生相。我所经历的这一切使我了解到：在没有任何指引之下，身为众生是很难真正看清并了解自己的。因此，能有一位愿意教导我们的老师才显得如此珍贵。因为，透过这些"珍贵"的老师，我们才能启发内在珍贵的潜能。

爱和宽恕

这一切都是爱的旅程。众生的爱是如此珍贵和脆弱，因为它唤醒了连我们自己都不知道的渴望。它打开了我们的心，让我们去面对内心的呼唤——那跟随我们生生世世的最深处的呐喊。在我们安静的时刻，那呼唤像是一种寂寞的感觉，那个我们几乎遗忘或在成长的过程中想去遗忘的呼唤。然而，来自宇宙的爱是一种截然不同的爱，是一种全然、包容、兼具永恒特质的爱。这样的爱不要求任何回报，只要我们尽可能地与整个宇宙合一即可。与宇宙合一，意味着我们必须去学习，去了解什么是真爱的本质，并且接受这样的爱跟凡夫所想的、所知道的不一样。我们必须好好地呵护这种爱。因为任何一个愿意对我们付出这种爱的人，事实上都肩负着很大的担当，因为我们是如此怯懦、易受伤害且充满怀疑。无论什么时候，当这种爱不能满足我们的需求，或不符合我们概念中的爱时，我们很可能就会拒绝或远离。当宇宙的爱通过一些所谓的灾难来教导我们时，我们大多会感受到一种受伤害和被抛弃的感觉，此时我们是否仍能认识到这是化了妆的爱？是否仍然能相信，宇宙这么做只是为了帮我们打开心，去容纳更多的爱？如果能允许这种真爱进入我们的意识，即使是那么一点点，我们都会改变，甚至一些以前认为做不到的事，我们也能做到，因为我们脱胎换骨了，我们拥有更大的胸怀去爱，我们的未来也充满了新的可能。

源淼常说："飞吧！和爱紧紧地在一起。"这其实很简单，我们只需要放下任何"不属于"自己天然本性的东西。我们必须卸下那些所背负的包袱，那些包袱在不知不觉中已经成为我们的一部分。不要再认为负担是有价值的，放下吧！你或许会说，这是我的一部分，它们是很宝贵的。其实不然，这些虚幻的过去从来就没有真正的价值，而且容易让我们分心，不能好好地活在当下。我们花了太多的时间回顾那些虚幻的过去，而忘记了我们曾经是那么地单纯，无牵挂地游玩、嬉戏于宇宙和天地之间，我们是可以重回童年时光的！

　　我从自己的经验中学到，当我们找到真爱的时候，要全然地关注并珍惜它，要全然地信任它，毫无恐惧地接受它的带领。从表面上来看，无论是美好的、快乐的，还是痛苦的、悲伤的，我们都要接受！因为两者都能让我们成长。写到这里，我要告诉你们，我现在已经很少会感到悲伤。对我而言，能跟着源淼学习是我此生最大的荣幸。希望我的故事能对你有一些启发，并且希望你也能有机会见到源淼。在这儿，我衷心地祝福你的旅程充满爱。

我是一个伟大的歌唱家

戴维·霍兰（美国，蒂伯龙，设计师）

　　在去圣莫尼卡的路上，源淼一路轻声吟唱着《观世音菩萨》，我也因此学会了这首《观世音菩萨》的梵音。当时我并没有意识到，这首歌其实是她的生命和脉搏，以后它也将成为我生命的一部分。

　　第一次见到源淼是在几个月以前。那时在马里布，我和几个好朋友在源淼的指导下做一个周末闭关。我们坐在山坡上，面对广阔的海岸线和地平线，在她的要求下，我们每个人依次为这个世界奉献一个"嗡"的声音。我们是几个有些忧郁、有灵性但不傻的人。当轮到我时，我想象着这样一个神圣的音节应该所具备的音质，并试着从喉咙发声，此时我的声音却显得无力，没有勇气和信念。

　　但那次，源淼让大家有了个奇妙的体验，她让我们试着走出自己的世界，走进老师的世界，这也正是我渴望的一个转化的经验。在屋外的平地上，源淼带领我们进入了喜乐和轻松的状态：我紧闭双眼，不断地奔跑和旋转，不断地告诉自己要相信，要放手。我感觉自己几乎飞出身体，一会儿就跌坐在地上。源淼走过来，低声对我说："非常好，地球可以给你疗愈。"后来在屋子里，源淼告诉我们："只要百分之百相信，没有怀疑和恐惧，你们就可以开悟。"她的话语很简单，却有力而深刻。人们常说，你不可能告诉别人实相是什么，要知道什么是实相，必须通过个人的体验，语言是无法表达出来的。在源淼的引导下，我体验到了那个当下的实相。这种体验的意义，将展现在我以后的生命当中。

一年后，我和呆呆有一段谈话，直到今天我还记得当时谈话的内容。她说："在我遇到老师以前，我不会唱歌，但现在我的喉轮已经打开了。"呆呆是一个有着坚定信仰和勇于奉献的人，她的经验是非常鼓舞人心的。呆呆在唱歌时，她的声音像钟声一样清晰和有力，她在发"啊"的声音时，拖音拖得非常长久。因此，这是一个令我振奋的信息，让我看到自己有进步的可能性。

我开始吟唱《观世音菩萨》是在洗澡的时候，或者在没有人能听到我歌声的场合。两行字，二十三个音符，很多的重复，看似简单，但我总也记不住旋律。于是，我们录下源淼的唱诵，那很有帮助。但是，为什么她的声音总是那么甜美而和谐，而我的声音总是不协调？甚至我自己听起来，也是五音不全，很别扭。

每次在蓝珍珠工作坊聚会的时候，不管源淼在不在场，唱诵都成为我们必须练习的内容之一。唱诵的时候，我不敢大声唱，有时真的很泄气，但我一直坚持练习。慢慢地，我开始习惯了自己的声音。这样练习了一段时间以后，源淼要求我们每个人都要站出来，在大家面前独唱。

淋浴时唱走调了是一回事，在一群人面前独唱走调了就是另外一回事了。这让我想起在我六岁读一年级时的一个老师，他要我在学校集会时候，只朗诵歌词，不让我唱。我一直记得这首歌，也记得这件事，但在那以后的四十年岁月里，我再也没有唱过一首歌。

我对源淼的教法充满了信心，在她慈爱目光的鼓励下，当轮到我时，我站起来就唱了，尽管我的声音像"蚊子"的嗡鸣声。对别人来说，这件事也许是娱乐大过激励，但对我本人而言，能站起来在大家面前开唱，本身就是进步了。

一天，在客厅里，我们这些"珍珠"们随意地坐在地板上，源淼要我们闭上眼睛，只是单纯地呼吸。第一次，我听到她唱诵《绿度母》梵音：Om Tare Tuttare Ture Soha。她的声音是那样地空灵和舒缓，在空气里轻轻地滑动着。这声音让我仿佛置身于苏格兰的草原。她轻声吟唱了很长时间，像是磨平了一些我生命中粗糙的棱角，让我焕然一新。我知道这将是我的另一首"保留曲目"。

令我惊讶的是，这首《绿度母》吟诵更容易掌握，是有段时间我最喜欢唱的。直到有一天，源淼用不同的版本去唱，它的调子变成了现在这个轻快活泼的样子。虽然它的高音对我来说高不可及，但我发现自己居然用假声在唱。新版本的《绿度母》有一种抑制不住的喜乐能量，让我总是不由自主地跟着一起唱，而且是放开喉咙去唱，尽管稍微还是有点儿走调。梵音的唱诵已有千百年的传统了，通过唱诵梵音来召唤善缘，使我们在修行的路上得到护佑，同时连接我们的过去和未来。

2009 年，我有幸被邀请和源淼一起到中国参加瑜伽工作坊，并到五台山旅游。在每一个所到之处，源淼都会邀请我去唱歌。因为每一餐都像是宴会，我肯定要为这些美食而歌唱！

有一天晚上，源淼要我对其他瑜伽学员说几句话。我大概介绍了自己的背景，并告诉他们能够遇到源淼是我的幸运，同时因为自己可以完全接受她的教法，我的生活也变得更丰富、更有活力和更喜乐。我告诉他们，她已经给了我这么多的礼物，我想给她一个礼物作为回馈。然后，我就用中文唱诵《亚拉索》（虽然很多发音不准），当学员慢慢听出我在唱诵中文《亚拉索》时，很快就有几十个声音加入进来，虽然他们发现我走调了，发音也不够标准，但是他们对我的努力都给予了肯定和赞赏。

渐渐地，唱诵成为我修行的重要组成部分。当我全身心地唱诵的时候，我感觉自己和梵音的振动产生了共鸣。全身心是指：当我唱诵时，唯有唱诵，没有杂念，所有的杂念都被声音取代。

它的作用是使能量得以净化、澄清和加强，并且立即见效。

与刚开始唱诵时的声音比较，我现在的声音变得和谐了，但是声音并不是问题的关键。不管自己的声音听起来如何，我都可以自由自在地唱诵。我了解到声音应该是从内心发出来的，那里也是声音力量的来源。虽然现在我的声音还是不够完美，但这对我而言是一个礼物，它不断提醒我不要把自己看得太重。

有一天，源淼宣布："我是一个伟大的艺术家！"在非常短的时间内，并且在几乎没有受过训练的情况下，源淼创作了一系列画作。她的创作是自然的流露，非常精致、流畅，充满活力，并以丰富的色彩来表达自己的喜悦。我不只是赞美她画作的艺术性，让我感到敬畏的是，当一个人能够真正接触并使用自己的潜能时，这个人的愿望和他的外在世界就会统一。

和源淼有些相似，也许还没有像她那种对自我如此地肯定，但是我也宣布："我是一个伟大的歌唱家。"

唱诵就是我想做的。为我自己唱，和朋友们一起唱，只要源淼有要求，我随时都会唱。如今，我的声音还可以使她眼中充满泪花，但我敢肯定那是欢喜的泪水。她叫我"帕瓦罗蒂"——如果碰巧你能听到我唱歌，你就会知道为什么了。从不会唱到可以即兴欢唱的整个过程中，我的恐惧和强烈的自我意识被消融了，我拥有了正面、积极和喜乐的生活状态。

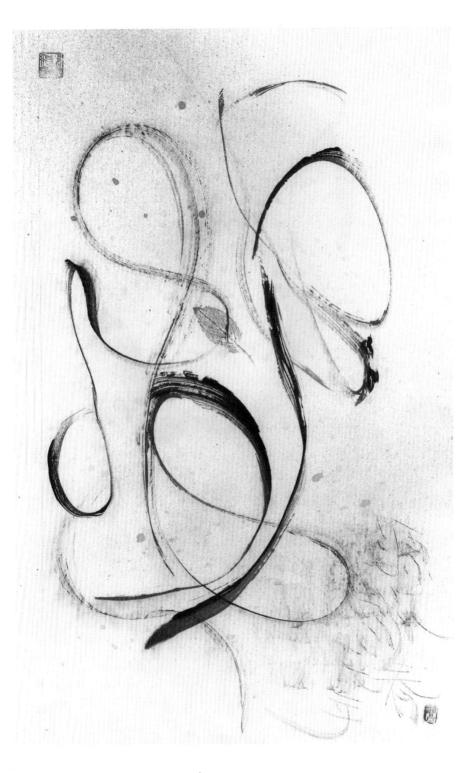

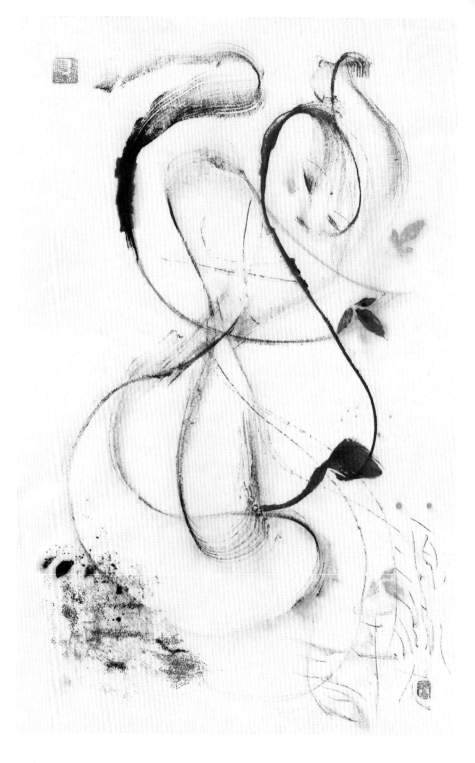

麻将天后

佩吉·库普（美国，马林县，商业技术分析师）

　　两年前的某一天，源淼在一个朋友家里会见了我们一群人。当时我们围坐在客厅的地毯上，她看了看四周，又看看我们，说："你们都背着太多的鞋子，背着那么多的鞋子疲于奔命。"她边说边比画着，像是肩上挑着上面挂着一双双鞋子的扁担。"这些鞋子包括你们的忧虑、恐惧、对生活中各种情境的反应，以及许多概念，因为你们自认为是很有能力的。"她还讲了乘船过河的故事："当你过了河，上了对岸的陆地，你不会还带着船走，因为你已经跨越了河，不再需要它了。现在你已经在陆地上，应该放下船，自己继续往前走。这些鞋子比喻的是过去的思想、心理结构和生活态度，它对过去的某一段时间是有用的。现在要丢掉它，你们已经超越了，留着它对现在和未来都已经没用了，还会成为负担。"

麻将进入我们的生活

大约一年后，有一个朋友对我们三个人说，源淼建议我们四个人学打麻将，我的朋友便去买了一副麻将。在开始玩之前，我上网查看了游戏规则，很惊讶地看到有这么多不同的玩法，因为在我玩过的游戏里，几乎都只有一个规则。我大概瞄了一眼，看哪一种更适合初学者。我打印出来一组适合美国人玩的规则，我觉得这一种看起来比较简单，大概适合新手。

进展缓慢

我们很快就发现自己很难读懂这些规则，要想弄懂其中的意思，真是太有挑战性了。我记得当时分不清"碰"和"杠"，记不住碰是三张牌、杠是四张牌。更搞不懂的是，应该顺时针还是逆时针方向抓牌。"东""南""西""北"和"中""发""白"都是中文，所以我们无法识别。于是大家开始做小抄，把中文"画"成图，加上英文。对于"一万"到"九万"，画出一到九的图画，在旁边加上英文编号：例如四，看上去像一个火箭底座；五，看上去就像一所房子。我们还使用联想的方法："西"看起来像一台电视机，可以联想到电视节目，来自好莱坞，是在加州，在美国"西"海岸。在"认字"的过程中，我们的中国朋友教我们用中文来念出每张牌，我们又多了一张小抄来学习汉字。不用说，当我们四个人坐下来时，会放一堆小抄在我们手边，以便随时翻查，以供参考。

这真是有趣极了！我们都立刻喜欢上了打麻将，但它的"算"法似乎有点儿令人生畏。作为初学者，我们很难记住什么是"一般高"、什么是"大姊妹"，更不懂得牌术中的战略。为了使游戏继续，我们还建立了自己的另类规则。通常我们先讨论，便于自己记住和运用，如果又有新的疑惑，还会来个临时协议，制定规则并立即生效，同时把这些"疑惑"的游戏规则记录下来，再询问我们经验丰富的麻将教练们，以得到正确的答案。后来这些朋友笑着说，我们玩的是自己"瞎编"的规则。

我们继续研究游戏规则，玩的速度非常慢，因为我们都希望赢。每个人都要参考记忆或小抄，然后仔细地分析有利于"和"的可能性，要保留这张牌还是打出去。有时候，一个人抓一张牌再打一张出去，可能需要经历一段痛苦又难舍的抉择，其他三家在想她难道需要一整夜来考虑吗？有几次，我们还真的严格执行了时间限制。

争取要赢

打麻将中，持续抓牌和打牌，形成不同的漂亮组合，才能喊出一声"和啦！"。每个人都想在牌桌上击败他人而取得胜利，这似乎是很正常的。但是在游戏中，我们看到了自己的竞争天性。我发现自己在游戏中总是很紧张，甚至脾气变得不好，有种受挫感。大家都觉察到了——当别人抓到一张正是自己需要的牌时，自己会变得焦躁，也害怕现在打出的这张待会儿又需要用它，更担心打出的这一张，反而帮对手和牌。在游戏中，没有人想输！

我们四个好朋友，都是怀着紧张的心情在玩着游戏，有时讨论规则时显得有些强硬。我们都付出这么大的努力，但常常在快赢的时候，又痛苦地输掉了。一个朋友也说，本来有人赢了，大家都应该拍手祝贺，但为什么有时发现自己反而会产生不舒服的情绪？在这个小小的游戏环境中，我们清楚地发现自己对刚才打错牌的懊恼，或注意到输了之后说话声音不自觉地提高了。我们"看见"自己在牌桌上并不美丽！

更重要的是，在牌桌上的行为和态度，代表我们每个人都会以同样的方式，活在未来的生活当中。我们希望自己看起来是优雅的，是成功的，不论做什么都不会输。同时，我们也碰触到生活中的其他各种状况，很明显都是相同的情绪——和打麻将的行为和态度是相同的。

值得庆幸的是，经过几番周折，我们都有意识地开始改变自己了。

改变规则

在我们稍微进入状态，差不多知道怎么玩了的时候，我们的"老麻"教练们，总是会给出不同的规则让我们玩。结果是我们必须放下刚熟悉的规则，换一个全新的规则。这让我们失望透顶，因为我们好不容易觉得有了点儿信心和发挥智慧的空间。但如果只停留在一种固定玩法上，会让我们固守成规。每次的新规则都帮助我们保持一个"初学者的头脑"，拓宽了我们的视野。事实上，每次新的讨论都给了我们一个新的方向与一些新的思考。

教练让我们不要自满于"熟能生巧"，还教我们要"开心"地放下熟悉的规则，同时"乐呵呵"地接受新规则的挑战，我们看着几个"老麻"用新规则"现身说法"，在心理上，我们也很快就调适过来了。从某种意义上说，改变并不意味着失去，它有助于提高我们的能力，让我们去体验一次新的趣味，学习新的技巧，帮助我们超越自己的边界。我们认识到：这是在和自己的"极限"玩。

改变动机（麻将背后隐藏的疗愈能量）

更大的意识提升是在源淼录制"瑜伽茶"视频之后，其中有一段是她介绍麻将不为人知的意义，我们四个人还被邀请"打着麻将"当"背景"。停机后，她开始用英文解释麻将深奥的含义。她说："麻"是指"如乱麻"的麻烦或障碍，"和了"是指解决了。打麻将的意义是指"把麻烦或问题解决了"。

源淼解释说，像竹子的"条"（索）是根据中国古老的《易经》卦爻演变而来，是从生活规律中产生智慧的代表。而圆点的"饼"

（筒）则代表道家传统，"一饼"的单点代表虚无，"二饼"代表阴阳的出现，"九饼"则代表九九归一的完整性。"万"字代表"有形"的开始，也代表丰盛富足。此外还有"四风"，东、南、西、北代表四方。"三元"中的"红中"在四方的中心，代表热忱，也是四风的助燃物；"白板"，白的板块，代表地球母亲的母性能量；"发财"，绿色，代表生机及创造力。

每局开始时垒好的四道墙内是个能量场，每个玩家抓够十三张牌，就当作是每个人的"麻烦或障碍"，在抓牌和打出牌的回合之间，玩家进入古老微妙的能量中。源淼说："打麻将的本质是为了创造和谐。在自己手中的一个个不和谐、排列不顺的组合中，玩家们丢掉其中的麻烦或障碍，最后玩出和谐和顺畅。有人赢了，是因为克服了障碍，创造了和谐。"用这样的理念来学习麻将，让我们觉得这个游戏非常值得"玩"。

源淼告诉我们，麻将是能自我疗愈和创造平衡的。她还说："你们不但可以疗愈自己，还可以帮助疗愈这个世界。在'洗牌'的过程中，心里想着这是个和谐的游戏，不是竞争，我们生活中所有的一切都被疗愈在和谐、平衡的状态里。"我们深深明白了其中的道理，彻底改变了起初打麻将的心态，甚至想到让别人"和牌"，让别人的生活更和谐、更平衡。渐渐地，是否赢牌越来越不重要，我们已经看见自己在生活中的明显改变。

我们四个人都发现，不只是在打麻将中，甚至在日常生活以及工作中，我们也减少了总想证明自己的想法，同时降低了我们自以为是的竞争优势和内在的紧张。我们更容易与人相处，而不是总想证明自己是正确的，我们变得更合群了。同时，我们减少了对别人的批判，也少了防卫之心。有个朋友说，因为自己的放松，她发现朋友们更喜欢自己了。最近她刚完成了一个项目，马上就被雇用为另一个项目的负责人，因为大家都希望有她这样的工作伙伴。

另一个作用是我们在玩当中成为一个团队，我们不再只为自己，我们学会了更加欣赏对方，我们的友谊变得更稳固、更融洽。作为这样的团队成员，即使不是在打麻将，我们彼此之间的信任和支持也在持续增长。这是一个很重要又很有价值的提升。

学会了随缘

我们现在会想，要成为一个"伟大的"指导教练，需要具备哪些"超然"的特质呢？其一是，如果你一直留着不想要的牌，并且还一直停在原来的"策略"上，那么你永远也抓不到需要的牌来"和"，几个回合下来，会因为自己的执着而失去改变策略的机会和时间；其二是，连续打出几张牌后，才发现这些牌全该留下来；其三是，想"吃"的牌总是被别人"碰"掉。所有这一切，你只能眼睁睁地看着，心里还要坦然地想：随缘吧！

我们发现了自己面对这些场景的反应，明显地觉察到自己内在的弱点，似乎很难不滋生一连串的负面情绪，拼命想赢下这一局。我们有时还带着微怒和痛苦感，后悔打错了牌，或是发现留了一张错牌。太多的可能在连续发生，我们经验到不同层面的挫折感、后悔、怒气，甚至明知这是负面情绪，却还任其恶化。但是通过改变打麻将的"动机"，我们渐渐地减少了负面情绪，加强了彼此之间相互疗愈的作用。我们一遍一遍地经验，也越来越臣服于各种场景，虽然还没完全放下，但是我们越来越放松，笑声此起彼伏！

我们将从游戏中学到的放松和耐心，慢慢带到日常生活里，发现自己在其他的事情上也减少了执着，心态更加平和。在工作中，我们开始保持情绪的平稳，尽量减轻自己的压力，工作上的障碍好像都被轻易克服了。

转换策略：从操控中解放

我们有时会和"老麻"们交流学习，发现他们很容易把原来想打的"牌相"（组合）给拆了，毫不犹豫地把不留的牌打出去，不像我们总想"做成"一副漂亮又能赢的好牌。源淼教我们要随顺着抓来的牌，立即决定是留是舍，还是转换"牌路"。就这样，我们还持续了一段时间，停在概念里坚守牌路，舍不得打出牌。我们觉察到的另一方面是自己的习气，我们很容易墨守成规，不断重复自己的模式，习惯性走"前一局"和牌的路子，而忘记它已经不适用于"这一局"了。甚至有时候打出牌时，我们的手停在半空中，眼睛却看着其他的牌，以备"弹簧手"随时拿回来。自从领会到"随它去吧！"，我们就减少了"难分难舍"的感觉，也知道了何去何从！我们学到了源淼的教法：用不着的就理性地"放下"。这是用一种游戏的形式来练习看破、自在、放下，能拿能放，练的是取舍之间无执着。

"放下"才能保持游戏的流畅。"老麻"说，不用思考太多，就是"玩"。有趣的是，在"放手"的过程中，我们能看见自己太多的分析和考虑。我们开始重新以"相信"的方式继续，相信自己的手会"感觉"取或舍，甚至是在不知道后面的牌路会怎么走的时候。有时我们不知道自己为什么打出这张牌，但是学到"打了就不后悔"。不同的"麻将教法"帮助我们警觉和调适工作和生活上的各种习气，懂得了"中道"的弹性，不预设未来，只活在当下。

终于，通过学习与突破，我们打出了更多的"漂亮"牌，也看得懂教练们为什么能和牌却不和牌，只为了玩出一个"大三元""大四喜"这种高难度又难得一见的"艺术麻将"，我们真的大开眼界了！

我们爱麻将

到目前为止，学习麻将的整个过程给我们提供了另一种"学习方式"，无数次的自我挑战让我们变得更年轻、更自信、更有趣味，更热衷于不断地改变和提升。我们感谢源淼的另类教导和所有参与的朋友，感谢每个人不同的"现身说法"。

是时候丢弃鞋子了

开始学习麻将时，我们并不认为这会是一个多令人兴奋的游戏，只不过是玩嘛，学个新的游戏技巧罢了！现在知道了，我们得到的是多么令人惊喜的美妙礼物，我们在游戏当中转化、提升了自己。

麻将是让每张牌展现它的存在，不加上人为的强烈认定，每张牌一定要放在恰当的位置上，相信并随顺每张牌来去的因缘，来了不执着，去了不后悔。离开了牌桌，麻将教法进入了我们的日常生活当中，让我们认识到过去留的那么多旧鞋子是在折腾自己。我们会继续快乐地打麻将，继续有觉知地生活！

我爱吐宝鼠

丹尼斯·威廉斯（美国，马林县，软件项目经理）

　　我就是在《姥姥的灵悟天书》中讲到的那个与吐宝鼠有过"冲突"的人。

　　2005 年的冬天，我有幸与源淼一起在纽约伍德斯托克闭关，这次经历让我明白了什么是真正的幸运。

　　初见源淼是在 2004 年她于北加州举办的一个读者见面会上，当时源淼向来宾介绍她的著作《人间生死和喜乐瑜伽》（注：再版增订为《时时可死 步步为生》及《喜乐瑜伽》）的英文版。2005 年 2 月，我参加了源淼在南加州主持的闭关。这两次相遇对我的生活产生了深刻的影响。所以当源淼同意跟我和其他几个同修在伍德斯托克一起闭关时，我心里充满了喜悦。

　　2005 年 12 月 30 日下午，我们一行五人从纽约出发，驱车前往约一百八十公里之外的伍德斯托克。一路上，我们一边欣赏车窗外不时闪过的因片叶无存而显得特别高远的冬树，一边自由自在地唱诵着梵咒。在此之前，我们都没有和源淼一起出游过，也从来没有到过伍德斯托克，每个人都有一种新奇又兴奋的感觉。源淼给我们的新年礼物是一句话："一切都是好的。所有的发生都是好的。"同时，她说想要上山看雪。当我们接近位于海拔两千三百多米的卡茨基尔山中的伍德斯托克时，我很怀疑她看雪的愿望是否能实现：尽管山中清冷，但整个天空呈现半透明的粉蓝色，没有丝毫要下雪的征兆，地面也光秃秃的，一片土黄色，没有一点儿白雪的痕迹。

我们下榻的地方是一个景色优美的小旅馆，坐落在米尔斯特里姆河的河岸上，河水在深冬里缓缓地流淌着。我们预订了一大一小两个房间，由于长途旅行，抵达后，我急需使用洗手间。但较大的房间还没有准备好，我匆忙冲进了较小的那个房间。

我掀开马桶盖就坐了上去。突然，我感到有什么东西在下面不安地蠕动。我跳了起来，仔细一看，一只琥珀色的小老鼠正蜷缩在马桶盖的下面，它的下半身浸在水中。

瑟瑟发抖的小老鼠凝视着我，眼中充满了困惑与恳求。我提上裤子，冲出了洗手间。

"马桶里有只老鼠！"我尖叫着。这件事突如其来！我突然不知道是否应该相信自己的眼睛，甚至开始怀疑是不是因为长途旅行的兴奋让我产生了幻觉。刹那间，我觉得很晦气、很扫兴。

"多好的新年预兆！"源淼喜悦的声音打断了我的胡思乱想。

站在房子中间，她喜气洋洋地微笑着，并张开双臂，仿佛要让这份吉祥拥抱我们所有的人。她解释说这一只老鼠象征着在新的一年里财运走高，而且对我特别吉祥，因为是我首先发现了这只老鼠。我全神贯注地听着，心中的不安慢慢消失了。

源淼告诉我们，在西藏的唐卡（唐卡是诸神、佛、菩萨、历史人物、神圣符号等的画像，通常由佛教寺院的僧侣用挂毯制成）里有财宝天王赞巴拉，赞巴拉手中有一只会吐珍宝的老鼠。后来，我得知赞巴拉相当于印度的财神爷——象鼻天王。

第二天下午，也就是 2005 年的最后一天，云层开始密集。因为源淼渴望看雪，我们对这突如其来的天气变化并没有感到十分惊讶。在开始下雪前，纽约的天空呈现出一片铂金色。当雪花飘落时，我们正在伍德斯托克的小镇上分头行动，飞快地搜索一家又一家的工艺品商店和画廊，为彼此选购新年礼物。

晚餐后，我们聚集在较大的那个房间里，准备开新年晚会。我们几个学生都不知道晚会将如何进行，源淼这样的人会如何过新年夜。我们盘腿坐在房中那块色彩浓重的、古朴的针织地毯上，围成一圈。源淼启动了她那高昂的梵音，我们跟入，唱的是《观世音菩萨》。

我们一边唱，一边跳，一边笑，吹着喧嚣的小喇叭，挥舞着各式玩具，仿佛一群吵吵闹闹的孩子。房间里因我们的载歌载舞显得充满了光明。午夜时分，我们交换了在下午为彼此淘来的宝贝：香皂、手工玻璃制品，以及各种颜色的丝巾。

最珍贵的礼物是源淼给我们的——每个人一个小小的亮晶晶的珐琅雕像。雕像中空，里面放着一个吉祥物，我的吉祥物是一个绿色的、有着会发光的红眼睛的小青蛙。我从来没有告诉过她，我与青蛙缘分匪浅。收到这份礼物后，我从一个古老的中国传说中得知，青蛙代表幸运、荣华、富贵。

第二天早上，2006 年的第一天，我们到坐落于伍德斯托克郊区的佛教寺院噶玛三乘法轮寺去参访。寂静的主殿堂里有一尊巨大的佛像，我们在那里静坐、祈祷，感恩生活给我们的祝福。源淼指着装饰殿堂的唐卡和画像，让我们注意里面椭圆形的宝石。"这些都是蓝色的珍珠。"她低声而虔诚地说。

离开了静穆的大殿后，我们去逛位于大殿出口的礼品店。我家到处都是唐卡和佛像，所以我不打算再买什么新的东西。我心想：如果有源淼讲的赞巴拉的唐卡，那就很有趣了。但是因为从来没有见过这样的唐卡，我立即打消了这个不切实际的念头。

然而，我还是不由自主地"扫描"着挂在礼品店的那几十个唐卡：有佛、天神、天女、本尊、空行母和度母等。突然间，就在我面前的墙壁上，赞巴拉唐卡在闪闪发光！这是一张大幅唐卡：赞巴拉眼神锋利，骑着雪狮，左手里轻轻握着一只蓝色的吐宝鼠，胜利的旗帜飘扬在他头上。我会买这幅唐卡吗？当然，我买了！当我告诉源淼我的"成果"时，她看起来对我发现这幅罕见的唐卡这件事没有丝毫惊讶。

在伍德斯托克之旅之后的几年里，源淼告诉我们更多关于赞巴拉唐卡里细节的象征意义：最上面是大鹏金翅鸟，以金线绣在四边深蓝色织布上的是凤凰，大鹏金翅鸟与凤凰相同，是独一无二的。她告诉我们很多次，21世纪是凤凰世纪。凤凰是一种神鸟，每一千年自焚一次，然后从灰烬中重生。很多时候，我一想到现在的经济危机，以及自2000年以来不断发生的天灾人祸，就觉得这可能是凤凰世纪的特点。

就个人生活而言，我已经历过好几次经济重创。但是，就像凤凰一样，我每次都能从自己的灰烬中重获新生。知道吐宝鼠后的来年，我就赚到了足够的钱，偿清了巨额信用卡贷款。这笔债是自2001年9月11日之后因为生意越来越差而累积起来的，几年来已经让我不堪重负。

我经常会依照源淼的教导向赞巴拉祈祷：

> 神圣的赞巴拉，我相信您，我信任您，我知道您会帮助那些虔诚修法、追寻真理的人。请指引我，给我力量，增长我的能力。我对您的祈祷不是为了个人私欲，而是为了更好地服务他人。请帮助我清理业力，清除障碍。

当我初次接触赞巴拉唐卡时，让我印象最深的是吐宝鼠吐出很多的珠宝，然后珠宝落在一个金盘子上的画面。渐渐地，我越来越专注于那最最珍贵的珠宝——蓝珍珠。多年来，源淼一直教导我们关于蓝珍珠的深层含义，她的教导帮助我调和了表面上看起来截然相反的两件事：对物质生活的追求和对精神生活的渴求。我甚至开始热爱我过度消费的倾向，因为它向我表明，无论我积累的物质有多少，我那追求更高自我的渴望都还没有实现。

宝珠，在藏语中被读作"嘛尼"（中文翻译成"摩尼"）。佛教中最广为流传的一个梵咒是观世音菩萨的六字大明咒——嗡嘛尼呗美吽，意思是莲花上的宝珠。一次源淼与一位（美国）音乐家一起工作，当她吟唱"嗡嘛尼呗美吽"时，那位音乐家听成了"哦，钱给我买个房子"（Oh，money buy me a home），因而认为源淼的教法很有现实意义，这是源淼最喜欢讲的一个故事。这个故事让我意识到自己在追求灵性成长时，也偷偷地期盼着物质的丰盛。

源淼说，蓝珍珠，莲花上的宝珠，象征我们的灵性，处于物质世界但出淤泥而不染。通过这种教学，我学会了不再执着于对物质的攫取。我越来越珍惜那真正的财宝，那无限丰富、最珍贵的摩尼宝珠：蓝珍珠。

现在，每当听到源淼自编自唱的歌曲《蓝珍珠》时，我都会被深深触动。我深切感恩源淼以慈悲与智慧来引导我们。她让我知道自己是如此地幸运，因为我时刻沐浴在内在永恒的蓝珍珠的光芒中。

蓝珍珠，蓝珍珠，无上祝福，摩尼宝珠。

蓝珍珠，蓝珍珠，我心中的，摩尼宝珠。

一位喜乐行者对"生老病死"的见与证

王淑芝（中国，福州，瑜伽教师）

我很幸运能成为喜乐智慧的一名见证者和践行者，更庆幸自己选择了成为一名喜乐瑜伽教师。在这些年的自我修证和带课的过程中，我收获了许许多多自己以及学员的感悟和反馈，多到无法细数，我将它们大体概括为"生""老""病""死"四个方面。

关于"生"

说到"生"，大家一定会想到新生命的诞生吧。在福州，喜乐瑜伽教师们有一个默契，那就是以喜乐瑜伽教师们正面积极、齐心协力的共振能量，用集体唱诵的方式为喜乐家人中的准妈妈们净化祈福，用高频且具有喜乐能量的瑜伽语音帮助她们和肚子里的宝贝，以愉悦的心情迎接新生命的到来。我们一次次地见证到，平日坚持喜乐瑜伽习练的妈妈们内心都会更有力量，而所有的喜乐宝贝们无一例外都具备一个相同的特点，那就是特别爱笑！

分享一位练习喜乐瑜伽的孕妈的故事。

这位妈妈生二胎时已年近40，算高龄产妇了。她在第一胎是剖宫产的情况下，坚定地选择第二胎要自然分娩。当时医生及家人对她的年龄和身体条件都感到担忧，但她本人十分笃定、乐观。从她被推入产房后就开始焦急等候的我，没想到很快就接到了她的电话，电话那头传来她中气十足的喜悦的声音："姐姐，我全程都在坚持用光的呼吸帮助自己分娩！你知道吗，一切都特别顺利，连医生都一直在夸我……"我热泪盈眶地听着她喜悦的分享，告诉她是因为她内在清晰坚定地相信，再加上日常勤加练习，所以在关键时刻既帮助了自己也祝福了孩子！

多年的经验告诉我，喜乐智慧是需要亲证的，而你一旦亲证过，就再也不会怀疑。一晃眼，故事中的宝贝现在已经两岁多了。孩子特别喜欢唱歌，尤其喜欢哼唱妈妈平时吟诵的曲调，还经常主动模仿妈妈的瑜伽动作。当宝贝看到妈妈和家人有情绪时，两岁多的孩子甚至会认真地提醒妈妈要做鼻吸口呼了。有一次，宝贝看到妈妈手机上的莲花，开心地说道："咦，这是菩萨耶！"妈妈欣喜地问道："宝宝，你是不是就是从这里来的摩尼宝珠哇？"宝贝露出会心的微笑，用力地点头！

这样美好的经历，让我常常想起源淼老师的话：

如果喜乐智慧也有大"功德"，愿以此功德回向那

些仍在苦闷中的路人，并感恩所有通过切身体会而成就
喜乐瑜伽的朋友和亲人们。是你们打开心，张开了翅膀，
允许并接受喜乐能量的疗愈和祝福。你们才是喜乐瑜伽
智慧的传播者！

关于"老"

提到"老"，很多人想到的是皱纹和白发，是生命的迟暮。
而我的感受是，"老"代表的并不是一个单一的年龄状态，而是
一种没有生机的生命状态，比如老旧的思想、沉重的身心、眼神
暗淡无光……曾经在20多岁时，我就发现自己有点"老"了：
方向迷茫、步履匆忙、眼神发散、经常失眠……30岁的时候，我
觉得自己不能再这样下去了，在内心一再祈祷呼唤：我不想这么
快就变"老"，我想活出自己的精彩，请宇宙给我最适合的指引吧！
向老天下订单之后，我每天坚持静心，事情很快出现了转机。机
缘之下，我在北京见到了源淼老师。在老师的怀抱中，我泪流满面，
第一次体验到孩子在母亲怀里那种酣畅淋漓的宣泄。老师的爱没
有丝毫的评判，她那如慈母般的爱，成了我日后遇到各种困难与
考验时一直为我照亮道路的那盏明灯。

自从那次课程上，在义工团队周到的服务中，被爱与清净的
能量洗礼后，我明晰了自己的生命方向：我也要成为像老师和义
工们那样眼里有光、心中有爱的人！从此，我坚定地踏上了这条

让自己身心安宁的解脱之路。经过一段时间的持续修习，我的身体状况开始有了好转，面部开始透光，生命有了活力！我十分庆幸自己的生命能有这样的转化。回看 30 多岁的照片，再看看现在 40 多岁的自己，有时竟会产生时空错乱的感觉。进入喜乐智慧，大家亲眼见证了我从满面愁容到喜乐蜕变的过程！

关于"病"

关于"病"，我想分享两个部分，一个关于自己，一个关于孩子。

我的身体原来有很多问题，因为家里有中医背景，所以家人经常会给我进补，还用了很多方法帮我调理，但效果都不太明显。我后来才明白，这是因为我们都没有看到疾病背后那个更深层的原因。在这几年习练喜乐瑜伽的过程中，我看到自己多年的身心病苦终于得到了深度的清理，并有了真正的好转。比如，我在第一次见老师后咳出了很多痰，因我从小到大一直不被允许哭，从见到老师的那一刻起，浓稠的泪珠就不断滚落，压抑多年的泪水倾泻而出，开启了一场卸包袱式的疗愈……而这些开始只是冰山一角的融化，后面发生的变化更让我始料未及。自从遇见源淼老师并坚持练习喜乐瑜伽后，我的先天性气管炎竟然再也没有犯过。现在的我，肺部清新，气息顺畅，身心体验到前所未有的轻安喜乐。

再说说我孩子的经历吧。孩子 5 岁多的时候得了阑尾炎，还出现了一些紧急的情况，前后动了两次手术。但那几个月的痛苦经历，却帮助我和孩子共同实现了一个巨大的成长飞跃，甚至可以说因祸得福。小孩子内心单纯，常常有着比大人更清晰、笃定的信任。我们母子俩相依为命地在医院度过了整整二十一天，在那段枯燥单调、需要耐心等待的日子里，孩子的情绪一直很稳定，始终没有哭过。在动手术的关键时刻，他依然保持着如同大人般的平静。看到我担忧，他主动对我说："妈妈，你不要哭，你用瑜伽吟诵来为我祝福吧！"医护人员看到孩子的状态，非常感慨，都夸孩子特别懂事，问我是怎么教育出来的…… 是因为孩子从小在喜乐智慧的熏陶滋养下长大，纯净的心灵得到了很好的呵护，所以他才会呈现出生命本有的勇敢无畏。加上这期间源淼老师和喜乐瑜伽教师们都给予了孩子无限的祝福，所以孩子的爱心和同理心也被激发了出来。

再分享一个学员的案例，这位学员是一名专业的中医师。所谓"医不自医"，医生平时的职责是治病救人，但医生其实也需要他人的服务和关爱。记得这位中医师朋友第一次来上体验课时，带课的是一位资深的喜乐瑜伽教师。她根据现场学员们的实际状况，带领大家练习了瑜伽呼吸，然后又带领大家学习了八部功法中的一部。课程结束时，这位中医师朋友分享道，自己时常会落枕，但轻易不愿去找他人给自己调理，课上的呼吸法让他发现自己的脊椎当时就得以归位了。就这样，他非常开心地成了我们的会员，并从此热情地分享喜乐瑜伽，希望能有更多的有缘人习练喜乐瑜伽。身为中医师的他，知道致病的原因是多方面的，适合自己的瑜伽能调节身心，提高心灵的品质，才能从根本上防病治病。

关于"死"

最后，我们来聊聊"死"吧，聊聊这个大多数人都不愿意正视直言的话题。

2017 年，我的母亲在没有任何征兆的情况下突然离开了人世。当时我正在上瑜伽课，接到家人的电话后，既悲痛又镇定，第一时间在家族群里发了信息："希望大家基于对我妈妈的爱，不要哭，以平静来合力，如果可以，请一起持咒。因为这个时候是生命最重要的转折点，同时又是另一阶段的生命起点，请亲友们齐心助力，助她到更高的维度进化。"

当时我开车往家里赶，心里浮现出 2014 年带父母参加源淼老师五台山工作坊的场景：早早就在门口等候的父母，课上积极参与练习，是真正有善缘福德的人……这些回忆的画面为那一刻的我带来了内心的平静与力量。回到家，家人们看到我的镇定，都觉得心安了下来，决定母亲的后事由我做主安排。我感受到家人的信任支持，并以这份力量继续做接下来的事。

那个晚上，我独自为母亲守夜到天亮，我需要在稳定的情绪和清晰的思考中做出决定，母亲的后事是否要迎合当地的风俗。最终，因为我的清晰坚定，我带领全家人打破了很多旧有的风俗，果断采用在喜乐智慧中学到的心法为母亲送终。母亲的骤然离世让我在短短十多天里瘦了十多斤，但是面对死亡这个巨大的生命考题时，因为我笃定地相信喜乐智慧的传承，所以我的内心没有任何的慌乱，一切事情都在家人的理解与配合之下有序地进行。我相信我的"大孝"也是被看见的。事后，听到有人赞叹说，我的母亲很有福，很多人累生积福，就是为了在往生时得到诸多的合力与祝福，在无痛苦的安详状态下离开。而母亲因我的孝心，此生得以圆满。记得源淼老师讲过，要学会智慧地感恩，孝养生你养你的父母。你内心的宁静以及在生活中有活力、敢担当，就是对父母智慧的感恩与孝养！

　　母亲的悄然离去，让我有很深的反思：如果一个人在世时没有修行，家人也没有对死亡的基本认知和准备，临终时再遇上一些不恰当的风俗，那真是一件令人痛苦和慌乱的事，这个人可能会因此错失生命转化的重要时机。

　　在禅定解脱课程中，我们曾跟随源淼老师学习四个不同层面的生命智慧：智慧地喜爱自己，得知足常乐；智慧地喜爱这个世界，得乐善好施；智慧地喜爱古圣先贤的教导，得法喜禅乐；智慧地喜爱追求终极真理，得俱生大乐！我庆幸自己有这么多年的瑜伽习练基础，在课程中跟随老师的深刻教导，加上对参悟死亡的课题学习的不断深入，才让我有力量直面母亲的离去并笃定安排。这是需要一辈子去修证的人生课题，这也是喜乐智慧最高层面的修习——智慧地喜爱追求终极真理，得俱生大乐！此刻，我的内心不禁又浮现出那句对生命的礼赞：亚拉索、亚拉索、亚拉索……

学习喜乐智慧后，我明白每个人都需要对自己的生命全然地负责。通过对瑜伽功法及心法的不断修习，我发现自己身心内外的冰山都在渐渐消融，恐惧少了，身心问题不治而愈，过去那种一遇见事情就焦虑和无力的模式改变了，我可以更有定力和心力去观想去觉察，可以更清晰地选择与顺利地放下，对事情的结果也少了很多执着和控制。

"生""老""病""死"是我们每个人都无法回避的话题。既然我们都逃脱不了生老病死之苦，为什么不珍惜有限的生命去学习和了知生命的实相，把生老病死之苦转化为对至上喜乐的不懈追求呢？生的喜悦和死的无惧，是生命长河的一朵朵浪花或涟漪。每当我在电视上看到喜马拉雅山脉下的恒河，都不禁想问：是什么样的信仰沉淀，为那里的人们带来了目送至亲从有到无的平静……或许正是这样的影像推动着我不断地向生命实相靠近，翻开《时时可死，步步为生》，去圣地尼泊尔游学中见习，走进喜乐智慧禅定课程，最后在实证中收获圆满的答案！

欢喜唱诵

田博书（中国，深圳，国际贸易从业人员）

　　每当想起源淼老师，我的心中就会涌出一股股暖流。她就像那漆黑海面上的灯塔，静静地矗立在那里，给我们指引前行的方向。

　　2009 年，我住在中国最浮躁的一个城市，外表的平静已经掩盖不住我内心的焦虑。就在这一年的秋天，我在网上看到了源淼老师一本书的节选。读了几个章节后，我决定看原版的书。我记得翻开书的第一页，跃入我眼帘的第一句话是："当您翻开了这本书，不管是什么原因，我相信这是一个重逢。在另一个时空中我们曾经有约，此时再见绝非偶然。"那一刻，我的眼泪喷薄而出，以至于无法再读下去。我心里的声音反复地告诉我："是的，这就是重逢。"就这样，我开始了和源淼老师的缘份。

　　那本书我读了三遍，每一遍阅读我都泪水涟涟，我的心灵从来没有被这样洗涤过。书中平实而朴素的语言，触动了我身体里的每一个细胞。2010 年，我和丈夫一起参加了源淼老师的工作坊，学习喜乐瑜伽，更有幸近距离地聆听她的教导，倾听她的梵音唱诵，感受她的智慧、幽默和无尽的慈悲。课上，源淼老师忽如"玩"童，带领我们又唱又舞；忽如文殊菩萨，威严庄重，让你世俗的小心眼儿无处躲藏。很多的体悟、很多的感动，无法用语言表达，但我的心中已经暗许承诺，一定要沿着源淼老师的脚步前进，像她一样踏踏实实地修行，活出生命的大气魄、智慧和喜乐！

　　源淼老师说她是下猛药的，这话真的没错。从工作坊回来后，我的生活开始发生翻天覆地的变化，那个怀揣着"自我"生活的人，累得再也无法"演戏"了。我已经和自己的内在分开得太久，是该停下忙碌脚步的时候了。因缘和合，我和先生移居到了崂山脚下的城市。崂山，是源淼老师曾驻足的地方，当年她失去女儿时，曾想在崂山结束自己的生命，结果被高人指点、相救。住在崂山脚下，我和先生经常会去看山、看水，崂山的美刚柔并济。以前我们看见美丽的风景，很想去赞美，但是不知道如何抒发我们的情怀。自从跟随源淼老师学习了梵音，我们走在崂山的山间小路时，放声高唱《灵爱之歌》《观世音菩萨》《亚拉索》《宇宙母亲之歌》《蓝珍珠》……所有我们学会的梵音。我们唱给每一座山、每一棵树、每一株小草、每一朵花、每一条河流和大海听。崂山的神仙们哪，你们是否听见了我们的歌声？我知道天空听见了，她用云彩绘出龙和凤回应我们，那一刻，我真的感动极了！

我丈夫更是喜欢吟诵这些梵音，他说他知道有很多人需要听到这些来自源头的声音，所以他每次进山必唱。经常有爬山的人或者路边卖茶水的人对他说："小伙子，你唱得太好了！唱的是什么呀？能不能再来一首？"还有的人被这喜乐的歌声感染，也放声高歌一曲。我们曾开玩笑地说："如果源淼老师再开演唱会，我们可以给她伴唱。"就这样，我们的心越唱越开阔，越唱越喜乐。被捆绑的灵性之光也开始渐渐地显露。

梵音的力量是超越宗教、种族和国界的。年中，我出差去印度，应朋友之邀去她家做客。酒足饭饱之后，这位信奉印度教的朋友给我们唱了一首印度教的歌曲，而我唱的是《观世音菩萨》。当歌声回荡在那个小屋子里时，我们的心感受到了同样的震动。朋友后来和我讲，我的歌声让她感觉就像湿婆坐在她身旁。

除此之外，喜乐瑜伽也是我亲近、熟悉宇宙本体"大我"的方式。在我被负面情绪深深困扰而无法解脱时，我会做喜乐瑜伽。开始的时候，自己会在心里计划，只做两三个动作。可一旦进入状态，身体自动就会做完整套动作。做完后，不但我的身心非常恬静，而且还会有内在的智慧升起，帮我扫除烦恼。

听说源淼老师的第二本书要出版的消息，我们都很期盼。拿到书后，我和丈夫都想先睹为快。最后我们决定，两个人互相诵读。《姥姥的灵悟天书》就是这样由我们两个人每天你读一小段、我读一小段看完的。读的过程中，我们有交流，有争论，有笑声，也有泪水。看到书中的重点部分，我们会夹上不同颜色的小纸条，以便再读、再思考。很多话依然响在耳旁："你要修正念、正信、正思维、正精进、正力、正定，只要心正，事情就不会歪到哪里去！""超越，超越，去到彼岸，那里没有烦恼。""回来吧，回来吧，到源头来！那里只有宁静和喜乐。"就在完成这篇分享的前一周，突然有一天，我感受到内心被喜乐的能量充满，自然而然地从心里唱出《宇宙母亲之歌》。那时我深深地体会到了源淼老师对大家的慈悲和爱。我在心里轻轻地呼唤："亲爱的源淼老师，请允许我和您一起祈祷：莲花宝，请您赐予我们每个人正知——嗡嘛尼呗美吽！"

第二篇 喜乐智慧 | 175

"我比我自己大"的智慧与体悟

梁海东（中国，北京，金融业从业人员）

与源淼老师的缘

很早就读过源淼老师写的书，虽然被书里的智慧所感动，但当时对老师的教法没有什么特别兴趣。很长一段时间后，我去了一次工作坊，但老师没有来，只是给我们每个学员送了一句话，写在红布上面，我得到的是"你比你自己大啊！——源淼提醒"这句话，而且布上还画了一个大笑脸。又一年后，我终于见到了老师，还去了老师的"生命艺术"工作坊，这次在工作坊玩得很开心。我与老师的这份缘看似不经意，但回想起来，老天的安排恰到好处，正是随着我心灵的不断成熟，缘也不断深入。

我与老师的关系虽是师生，但在我心里，老师更像是母亲，让我有种很安全、想撒娇，还有点儿敬畏的感觉（虽然老师说过，对神性要尊敬，不要畏惧，但我还是有点儿畏惧）。我觉得老师像母亲是因为在"生命艺术"工作坊，老师在上面说着自己改编的绕口令，逗得大家直笑，可我在下面却越听越委屈，感觉自己像是个在外流浪多年、饱受伤害的孩子。这个孩子因为害怕受伤，所以只好假装坚强，假装自己不会受伤，直到有一天他的母亲忽然来到面前。这位母亲一直惦记着自己的孩子，她从不责备孩子，见面时只想讲个笑话来哄他开心。当这个孩子见到母亲后，在母亲的面前，他卸下了所有的伪装，一边听着母亲讲笑话，一边委屈地哭着，来宣泄这么多年所遭遇的委屈。我觉得老师可能是全世界最会哄孩子的妈妈了。

说到老师的教导，让我印象最深刻的就是老师常说的"我比我自己大"这句话。这句话看似简单，但我觉得却是老师教法的精髓。

第一次接触这句话是我在前面提到的我与老师的缘，是在那次没有见到老师的工作坊修习。当时看到这句话时，我以为我懂了，因为我知道我不是我的身体、我不是我的情绪等等。但是，我到底比自己大多少？我能大到什么程度？这都是我当时比较疑惑也没有太在意的问题。总之，我当时认为，知道自在的佛性比现在的自己大就行啦。

对这句话的深入领悟，可以说是机缘巧合，回想起来真是老天的安排。先从我读佛经说起。以前我接触的佛经，基本上都是别人对佛经的讲解，尤其以南怀瑾的著作为多，原因是我觉得原经与我们现在的白话有距离，我没办法看懂。其实，南怀瑾在其著作中也提倡我们要读原经。2012 年 4 月，我因为有了智能手机，所以常上网搜一些应用程序，于是就看到了关于佛经的应用程序，我一直对南怀瑾提到的"华严境界"比较好奇，就在手机里下载了一个"十大佛经全集"，全集里有《华严经》和《法华经》两本，我本来是想读一读《华严经》，可是因为名字比较相近，阴差阳错地读了《法华经》——就是《妙法莲花经》。这一读发现，原来佛在这本经里说的就是"我比我自己大"这回事（当时读经的时候还没有意识到，意识到则是后话了）。佛在这本经里说我们比自己大，也告诉了我们比自己大多少、大到什么程度，还告诉了我们具体的"我比我自己大"的修行方法。这本经的内容先放在一边，再说说我与"我比我自己大"的第三段重要因缘。

对这句话的更深了悟，是老师 2012 年来北京讲授"生命艺术"工作坊课程前夕，在一次与老师的聚会上。这次经历也让我发生了一个质变，这时我刚好读完《法华经》。我记得当天吃完饭后，大家坐在一起分享自己的感受。当时我谈的大概是和老婆如何相处，我对亲密关系的见解，很多人也谈到了亲密关系、父母关系之类的话题。最后是老师总结发言，让我意外的是，老师这次没有鼓励而是批评了我们。大致是批评我们平时都有很大的愿心，可是遇到事后，却总是陷在小情小爱里，总在亲密关系、父母关系、工作关系等各种身边的关系中纠结，因为关注的层次低，所以眼界放不开，创造的实相和生命的格局就不会太大。我听到老师的批评后心里不是很舒服，但又理不清头绪，有种不知所措的感觉，但我知道，这种状态是有盲点要被打开了。

回到家里，老师的话一直在我脑海中挥之不去，以至于当天晚上我都似睡非睡，好像老师跟我说了一夜的话。第二天醒来，我突然把"我比我自己大"和《法华经》读到的内容、老师在聚会时的批评联系了起来。原来，我一直没有明白"我比我自己大"这句话的真正意义，一直认为自己很大，但那个大也就是市长之于平民，充其量也大不过省长，这就已经是极限了。我心里从没有把自己放在正确的位置上，怎么可能不在小情小爱里打转呢？其实，佛在《法华经》里已经告诉我们自己大到什么程度了，这个程度就是佛在出生后说的——天上地下唯我独尊！

原来我以为我们对"我比我自己大"的认识并不是很重要，但当理解得越来越深的时候，才发现这句话是我们生命的摩尼宝珠，是生命的解码器和金钥匙，是至关重要的。因此，我也就越发佩服老师的教法，真是简约而不简单。

遵照"我比我自己大"做事的人，做的事情可能看似小，但结果会出人意料；不清楚"我比我自己大"的人，做的事看似比天大，但结果却会陷入小情小爱里。懂得"我比我自己大"的人，为人处世认真不当真，可以玩起来；不清楚"我比我自己大"的人，认真也会当真，很难不执着。从"我比我自己大"的视角生活，会越来越放松，最终成为大放心者；不清楚"我比我自己大"的人，总爱掌控，心里常有恐惧。这就是因果，其因不大，其果必小。

我把蓝珍珠吃进了肚子里

这是发生在前面提到的老师"生命艺术"工作坊的一件小事。当时在工作坊中，老师教我们画画，不是专业的那种，而是本着"玩"的精神来画。其中一个绘画主题是在画里体现出蓝珍珠。我就用蓝色颜料画了一个圆圆的蓝珍珠，然后把两只手沾上颜料，在画面上印上了自己双手的手印，意思是我用双手捧着心中的蓝珍珠。画画结束后正是吃中饭的时间，我突然冒出了不洗手直接去餐厅吃饭的想法，到了餐厅又想不用筷子直接用手吃。当时一桌差不多有十个人，我也没顾及别人的感受，拿起筷子把菜夹到自己的盘子里，然后用手抓着吃了起来。当时感觉很好玩，也感觉到了别人异样的眼光。后来在上课的过程中，我突然意识到，原来蓝珍珠已经在我沾满蓝色颜料的手上了，而我用手抓着饭把蓝珍珠吃进了肚子里。这是蓝珍珠给我的加持，让我体会《心经》中不垢不净的境界。

我和老师的故事还在继续。我很感谢老师传给我的心法和智慧。我想，我实践老师的教导，让老师的教导融入我的生活中，这就是对老师最好的报答了。

你我本为同一体

李凤娥（中国，广东，瑜伽馆经营者）

不久前，我参加了源淼老师的喜乐能量营，朋友们在博客上看到我的照片和分享文章《孩子，你活在我无尽的祝福与爱里》，都感受到了我的喜悦。我的朋友媛媛还特意打电话和我说，每隔一段时间不见我，就会发现我又不一样了，越来越喜悦，整个人像花一样，一次比一次开得灿烂。我和媛媛是同学，她每过一阵子打电话给我，都觉得我更加喜悦，甚至能够感受到我充满热情的笑容。她看到我的生命在绽放，而她自己却还有那么多的痛苦，不知该如何向前迈进。我跟她说："你和我一样，苦痛也好，喜悦也罢，都是一样的。我们经验不同的痛苦，其实只是呈现的方式不同而已。每一次你见到我喜悦，是因为我刚经验了一次痛苦的穿越。"

有一阵子，我在不被别人认可的愤怒、埋怨、孤独的旋涡里打转。从我小的时候起，父母就对我说女孩无用，所以我使出浑身的力气，积极努力，追求上进，就是想得到别人的认可、表扬和嘉许，否则，我就会觉得自己无用，担心自己因无用而被人遗弃。我想像抓住一根救命稻草般抓住点什么，却又什么都抓不住。

源淼老师说："生活提供了各种境遇，只有智慧才能决定这些境遇的意义。上天试炼我们，必有其试炼的理由。至于能否把每一个困境看作是祝福，把每一个坏人看作是天使，将决定我们是否真心融于大道，是否具备豁达高远的爱。"

这段话让我重新去审视自己，我开始感恩从前的际遇，它们磨砺了我，让我勤奋、谦逊，追求有品质的人生。人们常说，苦痛就是喜悦的梯子。我更喜欢形容苦与乐是一个铜板的两个面，你想要什么样的人生，关键在于如何选择。说到底，苦与乐其实只是我们的一个选择而已。

我非常理解媛媛不敢向前迈进的惊恐感觉，这需要勇气。我之所以能向前不断地迈进，是因为我相信自己是备受祝福的孩子。我相信每一个发生都是最完美的，每一步都是上天安排好了来帮助我成长的。这份相信得益于喜乐瑜伽的第一部"天地之间"。几乎每个早上，我都会在天台花园练习。我体验到：我是天地的女儿，我在天地之间，在宇宙母亲的子宫里，中脉是我和宇宙母亲连接的脐带，我是安全的。无论上天给我什么，都是最好的滋养。

我特别感恩喜乐瑜伽带给我的这种对宇宙和生命的信赖，还有深深的宁静与祥和的感受。在沉着、恬静、喜悦、慈爱里，我感觉自己充满了母性光辉，散发着爱与光，非常柔和，心胸也变得宽广，包容心变强，更能接纳人世间的一切，眼到之处都是美。

初次见到我的人对我好生羡慕，问我为何总能让自己处在喜悦之中。我说："你和我一样！你的内在也有无边的喜悦和无尽的母爱，如果你的内在没有喜悦，你如何能分辨得出那就是喜悦呢？"我们遇到的每一个人都是一面镜子，我们可以从中照见自己。所有赞许的、不接受的、抗拒的，都是我们自己内心的反映。

人与人的相遇，真的不是一件偶然的事情。我发现，每一次我在面临一个课题的时候，上天总会派一个刚经验过该课题的朋友来点拨我。

前几天，我在工作中遇到一些难以选择的事情。刚好有朋友从远方来，她说："无论如何选择，都是最好的。但有一点特别重要，就是不要忘记我们最初的也是最大的发愿，我们是要回家的，一切都要围绕着这个愿进行。"她说这是她刚从与老板的共事和相处中领悟到的道理，经过了这一关，她经验到一种长久的平静。

对我来说，这些话就如当头一棒！我真的忘了最初的发愿，掉在事情好与坏的心理泥潭中，折断了直觉的天线。我很感恩在生命中的这个时候，有恰当的朋友出现，分享这个信息给我。

上苍对我真的很好，每次当我解决了一个难题之后，就会遇到一个正在经验相同难题的朋友，跟我倾诉或者期望我能协助他们化解目前的困惑。上天的目的是让我总结自己的成长心得，交一份口头或书面的分享报告。成长就是一个经验与分享的过程，只有自己经验过了，才可能分享给别人，传递这份喜悦与祝福。这样的分享对于同修道友们来说，就是一种力量和加持。因为，你和我一样，你能克服的困难，我也一定能。

我和我先生就像是两个园丁，用自己的方式修剪着对方。我先生认为我太嫩、太纯，不懂得人情世故。于是，他用他的方式疼我、保护我，同时也要求我老练、成长。他给了我一笔钱，让我和朋友们经营"爱与光瑜伽馆"，然后就用他经商的经验来要求我，一边要求我，一边又不遗余力地帮助我。在这种"挟持"之下，我是又愤怒、又感恩、又自责，因而感觉疲惫不堪。

在喜乐能量营的学习中，我和我先生有了重新认识对方的机会。我看到了我先生的本真生活状态，是很多人穷其一生想要修习到的生活状态；他也忽然意识到，我的天真和纯真就是我的护法。他说："我一直以为自己很聪明，没想到凤娥那样才是大智慧。"哈哈，我们俩终于放手，让对方全然地成为自己，不再彼此修剪。

你和我一样，我和你一样。我们是一个整体，我们伤害他人，也是在伤害我们自己；对他人不满意，事实上是对自己不满意；要求他人，也是要求自己；接纳他人，其实是接纳自己；爱他人，也就是爱我们自己！我们总是想改变对方，而唯一能改变的，只有我们自己。我们改变了，别人也会改变。我们原本就是一个整体，我所经验的内在的转化，你也会经验。我们此生的目的，就是圆满我们自己。因为，你和我一样！

喜乐智慧是我安心生活的底气

叶稚秋（中国，台湾，瑜伽教师）

人出生不是来受苦的，而是勇敢地选择乘愿再来！我是谁？我的愿是什么？我是要真正活明白，还是只要精神安慰与按摩？在阅读了源淼老师的《姥姥的灵悟天书》和《时时可死，步步为生》以及参加了工作坊后，这一连串的叩问如雷电般击入内心，我才发现，即使练习瑜伽体位法多年，我仍没有跳脱人之常情去正视人生的种种经历和烦恼、去参透痛苦与恐惧背后的真相。一个没有真正发心要觉悟的人，在散漫迷乱的心性中，怎么可能有力量去面对生活中的风浪？更遑论帮助别人了。然而，有了意识上的看见和提升还不够，喜乐智慧的修习是在为我们的真实人生做准备。

2018 年年底，我父亲出了一场车祸，脑部受创，一家人守在医院里，包括医生，没有人知道父亲是否能醒过来。面对突如其来的变故，我一开始是震惊和惶恐的，但平时在喜乐智慧的教导和修习下积累了底气，所以即使在这样的时刻，我仍记得要回到一呼一吸上，回到自己的中心，让心气和能量稳定下来。在这个"稳"中，我很快地接受了事实，看似束手无策，但我的内心却是使得上力的。这个"力"，不是在着急当中用力去做些什么事，而是懂得在能量层面去施力，留意每个行动和心念不是出于焦虑和恐惧，而是出于平静和祝福，这样一来，在做事方法上就没有了局限。

在爸爸两次开颅手术和住院期间，我好好吃饭睡觉，保持体力，时时通过呼吸与吟诵调整自身频率，和宇宙源头的高能量连接，加上喜乐团队小伙伴共同的祈祷，我真实感受到了超越时空的祝福，身在不确定的变化中，心却沉稳安定，清晰知道当下该做什么。源淼老师说，疗愈的最有效配方就是"相信"。我把握每次进加护病房探视的时间，一边吟诵，一边为爸爸按摩。我相信古圣先贤的智慧教导，也相信每个人都有自性的大药。我单纯松弛地和爸爸对话，让清净高频的振动为细胞做调理，就这样全然地相信，其他的交给时间。爸爸的意识在喜乐吟诵中清醒过来，经过努力地进行肢体复健，三个月后，他顺利出院了。

然而，更大的挑战是在我和先生搬回娘家照顾爸爸后，在生活里每个小细节的摸索和碰撞中重新建立生活秩序。由于脑部的功能受损伤，爸爸表现出没法逻辑判断真假对错、时间空间混乱以及幻觉等失智症状。初期我们不知道该如何应对，每天为了分辨真假而疲惫不堪，总是想着要把他"修理好"，不但徒劳无功还伤了感情。不过，这些外在冲突和情绪纠结对我来说是一次次向内观照的提醒。回到静心的练习，我往往看到自己的爱是有条件的、带着控制的，感觉当下爸爸是来教导我放下是非对错和对过去的执着的。当我清理了内在的障碍，外在的能量便开始流动，紧张的关系和压力就化解了。同时，我学习透过关系进入自己，调动本性中"静"的精神品质。不论眼前情境如何，心里能保持着清净的背景音，就是自爱爱人的开始。

与生病的长辈沟通特别需要耐心，更何况爸爸的心智状态还是返老还童、倒着回去的，虽然沟通的难度越来越高，但是长期对喜乐瑜伽心法的"参"让我在实践中"悟"出了沟通的智慧，而智慧的沟通来自聆听。在爸爸现存的记忆中，很少有短期记忆，比较多的是年轻时的往事，而且会重复提起同一件事，说同样的话，但我还是会打开不同频道，像第一次听到那样去聆听，渐渐地，能够听出他有限话语中的弦外之音。例如，每次出门前，爸爸还是会像我们小时候一样把我们叫住，问："雨伞带了没？"四十多年后的现在，我才从习以为常中深深体会到，那一句话是爸爸用他的版本说出来的"我爱你"。

喜乐智慧也帮助我在生活点滴中尽孝。记得有一次在工作坊课堂中，源淼老师要大家没来由地大笑，我一开始还有点儿拘谨，接着就被大家开怀的笑声给震到了，最后我是又哭又笑的，整个气脉都松弛开来。老师说，我们会笑这件事对父母来说就是最大的孝顺啊！爸爸原本个性严肃刚硬，不苟言笑，但脑部受伤后，他变得容易真情流露，想笑就笑，想哭就哭，没有丝毫顾忌。既然没有什么道理好说，我便常常没有逻辑理由地逗他笑，只要他笑了，心就开了，原本固执的幻想、和家人间的冲突就化解了、不见了，回到那个天然童真的状态，我见证了喜乐智慧"笑道"的疗愈力，也因此尽了"孝道"。

　　三年来，我没有因生活中的这些难题而离开心灵的修持，反而更专注于灵性成长的道路。我真切体会到精神与物质的相互转化作用，明白意识提升和实际练习同样地重要，喜乐瑜伽功法和心法确实服务到了无常的每一刻，保持了身心的平安，启发了内在的潜能。那些顽固的习气和深层的印痕一点一点地脱落，智慧和信心一点一点地增长，生活中的各种考验不断扩展感知和心量，我体悟到这些化了妆的祝福隐含着宇宙无限的爱和慈悲，转化为修行的食粮，我的心既踏实又充满感恩。感恩爸爸用他的生命状态为我做的示现，提醒我对无常的警觉，强化我的觉醒的动力，让我的信仰和所学方法接受真实的考验，产生"如是我证"的信心，更加珍惜生命，实实在在地修自己。

好好生活，一起回家

曾思瑜（中国，重庆，瑜伽老师）

在我十五六岁时，我的生命就失去了活力，我陷入很深的迷茫，不知道来到这个世上究竟为了什么。工作后，爱情似乎是我活在这世上唯一的理由和意义。可跌跌撞撞好几年，最终在谈婚论嫁、一切都要如愿的时候，背叛、侮辱，还有流产的打击，彻彻底底地摧毁了我。我身心受到了严重的创伤，之后被诊断出重度抑郁症，我也做出过了结生命的行为。那一段时间是我过往生命中最绝望无助的日子。

2015 年，一位老朋友知道我的情况后，将源淼老师 5 月份北京工作坊的讯息推荐给我。在对生命感到绝望、死不了也活不好的状态下，我与"喜乐智慧"相遇了。

在工作坊，源淼老师那充满慈爱的眼神，让我将所受的一切委屈和无助，都化为泪水尽情地释放出来。这是我见过的最温暖、最慈悲还会发光发亮的眼神。我疲惫的身躯，在老师的梵音吟诵中睡得特别沉。这是我几年来第一次真实感受到身体的存在，我躺在瑜伽垫上，无比安全地沉睡。虽然沉睡，但我清楚地感受到内在的扩张，扩张到无限大，大到什么伤痛烦恼都没有了，只剩下宁静。前两天我在哭完了睡、睡好了继续哭的深层疗愈中度过。最后一天，我清醒地听到吟诵："遇见自己，遇见未知的自己，亲爱的，外面没有别人，只有亲爱的你自己，你不可能经由一个不愉快的旅程而达到喜悦的终点，所以，喜悦地和自己在一起，为自己的生命负起责任……"这首梵音振动到我的内心深处，我的压抑许久的内心被打开了，那种感觉就像一颗莲花的种子，被投入浑浊但充满营养的泥潭中，生根、发芽、成长、绽放，这种振动充满了生命顽强的力量和美好。

工作坊的课程结束后，源淼老师慈爱地把我搂在怀里，一点儿老师严厉的架子都没有，她更像一位母亲，柔软地呵护着刚刚出生的宝宝，摸着我的头，她那清澈发光的双眼看着我的眼睛，对我说："孩子，不要孤单，任何时候你在心里呼唤我，我都在那里。"孤零零漂泊的灵魂，终于找到了家。源淼老师还嘱咐我："回去好好生活！"

谨遵老师嘱咐，从北京回到上海，我开始学习如何生活，在好朋友的支持下，"喜悠然瑜伽生活馆"成立了。"喜悠然"是我遇见"喜乐智慧"后送给自己的重生之礼并表达了我对喜乐自在的向往，并且我也希望来到这个空间里的人都能经由瑜伽智慧获得喜乐自在。

以前我的生活作息完全颠倒，凌晨三四点就寝，下午三四点才起床。好好生活的第一步，则是必须要调整作息，然而改变并没有那么容易。

一次私教早课，我直接睡过去了，完全没有听见闹钟，醒来后，心中充满自责，责备自己想改变却连起床这点小事也做不好，我觉得自己太没用了，这个样子要如何好好生活。整个上午我都不敢看学生给我发的信息，害怕被责问。调整了很久，做好退钱的心理准备后，我才敢打开手机，看到她给我的信息："老师，我敲了好几次门也没叫醒你，我想你是太累了。我给你带了早餐，挂在门上，你醒后记得吃，明早见。"

我的眼泪唰地往下掉，内心的自责和退缩瞬间消失，转化成"以后上课我一定能起来"的信心和动力。那天晚上瑜伽静心时，我脑海中浮现出源淼老师的身影，她明亮的双眼慈爱地望着我，对着我微笑，很笃定地对我说："孩子，你是被祝福的，不问结果，单纯地付出行动吧！"

就这样，我单纯地投入行动中。三年时间，生活馆迎来送往二百多位学员。这些学员看似都带着各自需要解决的问题来到我身边，其实，她们更像是被安排好来帮助我突破与成长的天使，一步一步将我推进"喜乐智慧"的大门。她们的出现教会我如何生活、如何与美好的能量恢复连接，让我重新看到人们的善良，也教会了我待人处事。

历经五年，内在那朵喜悦之花在甘露的灌溉下开始慢慢绽放光彩，如今我已成长为一名合格的喜乐瑜伽教师。在成长过程中，每每遇到问题，我只要静心和练习喜乐瑜伽，源淼老师说过的一些话就会自动弹跳出来支持我。以下简单分享几条智慧雨露对我的帮助。

· 我们只是最普通的树和最普通的草，我们积极地活在普通里。

它让我从自卑感中抽离出来，接受自己的普通，积极面对生活中的各种难题，不与他人的专长做攀比，心灵的力量逐渐增长，开始变得活泼自信。当成长到一个阶段后，我开始沾沾自喜、自以为是了，这句话又跳出来提醒我："孩子，不要骄傲自满，要谦虚啊！"

· 保持自己内心最大的喜乐，就是对家人最大的祝福。

我发现，当我有能力快乐的时候，我与家人僵化的关系便自动化解了。我能理解父母也在尽他们最大的努力爱着我，我不再抱怨他们。同样，他们也不再担心我会生活得不好或是嫁不出去。我还发现一个秘密：只要自己喜乐，身边的人就都会改变。在传播喜乐瑜伽的过程中，我都不需要开口，自然就会有人来。这也是我对自己成为喜乐瑜伽教师最基本的要求：保持内心的喜乐。如果连自己都无法快乐，怎么与人分享喜乐瑜伽？

· 一棵聪明的树，不是急急忙忙地长大，而是潜心地往地层深处走，去汲取智慧之泉。

老师的话让我看到自己的着急和不够茁壮，提醒我应及时调整步伐，放慢脚步，跟着源淼老师和"喜乐智慧"团队扎扎实实地往深处走。

· 其实我们从未分离，山连着山，海连着海，光融于光。让我们打开心，在光中彼此认出。

某个时期，我陷入焦虑中，因为看着其他人都能为"喜乐智慧"的传播贡献一份力量，而我却什么忙都帮不上。这句话的跳出，令我豁然开朗。在这个五光十色、充满诱惑的红尘中，能够守住这颗珍贵无比的喜乐种子，不让它腐烂变质，并在无常变数中依然能选择善良，初心不变；能在平淡的柴米油盐中保持一颗活泼浪漫之心，老老实实好好修自己；能在生命前进的路上，不惧千锤百炼，不为他人和社会添麻烦，就已经是对"喜乐智慧"教法最好的守护与传播了。是啊，我们从未分离，心连着心，共赴 2050 之约；我们手牵着手，翻山越岭，一起走在回家的路上！

类似这样的智慧雨露还有很多，需要我们耐心体会。看得见的是有形有相的文字，看不见的则是喜乐心法的无相部分，通过静心潜移默化地清理、净化和提升，帮助我战胜烦恼，恢复内在本来的光明本性。源淼老师给予我 Namaste 的名字，就是提醒我借由这具有形的身，活出内在的高贵和喜乐；借由 Namaste

这个人，与内在的神性、佛性光光相照。

　　源淼老师的慈悲大爱，让众多流浪找不到家的孩子们心灵有了温暖和归宿，我只是其中一个孩子。因此，我对源淼老师就像对自己的母亲一样爱！今生能遇见"喜乐智慧"和源淼老师，是我最大的福报，从此生生世世不离善知识。祈愿那些还在苦难中的人们都和喜乐智慧结下善缘，早日离苦得乐，一起回家。